Yazid J. Resheq

Neue immunologische Therapieansätze für den Diabetes mellitus Typ 1

Yazid J. Resheq

Neue immunologische Therapieansätze für den Diabetes mellitus Typ 1

Therapieansätze für den Diabetes mellitus Typ 1 am NOD-Mausmodell unter Berücksichtigung Antigen präsentierender Zellen

Südwestdeutscher Verlag für Hochschulschriften

Impressum/Imprint (nur für Deutschland/only for Germany)
Bibliografische Information der Deutschen Nationalbibliothek: Die Deutsche Nationalbibliothek verzeichnet diese Publikation in der Deutschen Nationalbibliografie; detaillierte bibliografische Daten sind im Internet über http://dnb.d-nb.de abrufbar.
Alle in diesem Buch genannten Marken und Produktnamen unterliegen warenzeichen-, marken- oder patentrechtlichem Schutz bzw. sind Warenzeichen oder eingetragene Warenzeichen der jeweiligen Inhaber. Die Wiedergabe von Marken, Produktnamen, Gebrauchsnamen, Handelsnamen, Warenbezeichnungen u.s.w. in diesem Werk berechtigt auch ohne besondere Kennzeichnung nicht zu der Annahme, dass solche Namen im Sinne der Warenzeichen- und Markenschutzgesetzgebung als frei zu betrachten wären und daher von jedermann benutzt werden dürften.

Verlag: Südwestdeutscher Verlag für Hochschulschriften GmbH & Co. KG
Heinrich-Böcking-Str. 6-8, 66121 Saarbrücken, Deutschland
Telefon +49 681 37 20 271-1, Telefax +49 681 37 20 271-0
Email: info@svh-verlag.de

Zugl.: Erlangen, Diss., 2011

Herstellung in Deutschland:
Schaltungsdienst Lange o.H.G., Berlin
Books on Demand GmbH, Norderstedt
Reha GmbH, Saarbrücken
Amazon Distribution GmbH, Leipzig
ISBN: 978-3-8381-2997-6

Imprint (only for USA, GB)
Bibliographic information published by the Deutsche Nationalbibliothek: The Deutsche Nationalbibliothek lists this publication in the Deutsche Nationalbibliografie; detailed bibliographic data are available in the Internet at http://dnb.d-nb.de.
Any brand names and product names mentioned in this book are subject to trademark, brand or patent protection and are trademarks or registered trademarks of their respective holders. The use of brand names, product names, common names, trade names, product descriptions etc. even without a particular marking in this works is in no way to be construed to mean that such names may be regarded as unrestricted in respect of trademark and brand protection legislation and could thus be used by anyone.

Publisher: Südwestdeutscher Verlag für Hochschulschriften GmbH & Co. KG
Heinrich-Böcking-Str. 6-8, 66121 Saarbrücken, Germany
Phone +49 681 37 20 271-1, Fax +49 681 37 20 271-0
Email: info@svh-verlag.de

Printed in the U.S.A.
Printed in the U.K. by (see last page)
ISBN: 978-3-8381-2997-6

Copyright © 2011 by the author and Südwestdeutscher Verlag für Hochschulschriften GmbH & Co. KG and licensors
All rights reserved. Saarbrücken 2011

Aus der Medizinischen Klinik 1 mit Poliklinik
der
Friedrich-Alexander-Universität Erlangen-Nürnberg
Direktor: Prof. Dr. med. Markus Neurath

„Neue immunologische Therapieansätze für den
Diabetes mellitus Typ 1 am
Non-Obese-Diabetic-Mausmodell unter besonderer
Berücksichtigung Antigen präsentierender Zellen"

Inaugural-Dissertation
zur Erlangung der Doktorwürde
der Medizinischen Fakultät
der
Friedrich-Alexander-Universität
Erlangen-Nürnberg
vorgelegt von
Yazid Josef Resheq
aus Wien

Meinen Eltern gewidmet

1 Zusammenfassungen 7
1.1 Zusammenfassung 7
1.2 Abstract 9
2 Einleitung 11
2.1 Der Diabetes mellitus Typ 1 – eine klassische Autoimmunerkrankung unter der Kontrolle Antigen präsentierender Zellen 11
2.2 Die Non-obese-diabetic Maus: Ein etabliertes Diabetes-Modell mit nachgewiesener immunpathologischer Bedeutung Antigen präsentierender Zellen 15
2.3 Myeloide Suppressorzellen: Antigen präsentierende Zellen mit besonderem immunsuppressivem Potential 17
2.4 Das Makrozyklische Kohlenstoff Suboxid MCS- 18: Ein neuartiges Immunsuppressivum 27
3 Material und Methoden 32
3.1 Reagenzien, Materialien, Geräte und andere Substanzen .. 32
3.1.1 Antigene 32
3.1.2 Antikörper, Reagenzien, Medien, Verbrauchsmaterialien, Geräte 33
3.1.3 Tiere 37
3.2 Tierexperimentelle Methoden 37
3.2.1 Haltung 37
3.2.2 Behandlung und Diabetes-Screening 38
3.2.3 Generierung von Myeloiden Suppressorzellen (MDSC) 41
3.2.4 Gewebe- und Splenozytengewinnung 42
3.3 Analytische Methoden 44
3.3.1 Enzyme linked Immunospot (ELISpot) 44
3.3.2 Fluoreszenz aktivierte Durchflusszytometrie 48
3.3.3 Feingewebliche Untersuchungen des Pankreas 53

3.3.3.1 Hämatoxylin-Eosin-Färbung ... 53

3.3.3.2 Immunhistochemische Untersuchungen der Langerhansinseln ... 55

3.4 Statistische Auswertung ... 60

4 Ergebnisse ... 61

4.1 Ergebnisse Myeloide Suppressorzellen (MDSC) ... 61

4.1.1 Signifikante Reduktion der Diabetesinzidenz durch MDSC-Behandlung sowohl in der frühen als auch in der späten Phase der Insulitis ... 61

4.1.2 Untersuchung mononukleärer Zellen der Milz ... 64

4.1.2.1 Erhöhung der Anzahl an Splenozyten bei MDSC-Behandlung in der frühen Phase der Insulitis, kein Einfluss auf die Anzahl der Splenozyten bei Behandlung in der späten Phase ... 64

4.1.2.2 Analyse des antigenspezifischen Zytokinprofils mittels ELISpot: Erhöhung des Anteils IL-4 sezernierender Splenozyten nach MDSC-Behandlung ... 66

4.1.3 Feingewebliche Untersuchungen des Pankreas ... 83

4.1.3.1 Histologische Untersuchungen des Pankreas (Hämatoxylin/Eosin-Färbung): Erhöhung des Anteils peripher infiltrierter Langerhansinseln nach MDSC-Behandlung bei unverändertem Anteil komplett infiltrierter Inseln ... 83

4.1.3.2 Immunhistochemische Untersuchungen des Pankreas: Nachweis von iNOS-sezernierenden Zellen am Randsaum von Langerhansinseln – Hinweis auf einen potentiellen Wirkort ... 90

4.1.4 FACS-Analysen der Milz: Erhöhung des Anteils $CD11b^+$ $Gr-1^+$ MDSC 7 Tage nach i.v.-Applikation ... 94

4.2 Ergebnisse MCS-18 ... 96

4.2.1 Dosisabhängige Reduktion der Diabetesinzidenz bei Behandlung mit MCS-18 in der frühen Phase der Insulitis ... 96

4.2.2 Untersuchung mononukleärer Zellen der Milz 97

4.2.2.1 Quantitative Analysen: Reduktion der Anzahl mononukleärer Zellen durch MCS-18 Behandlung 97

4.2.2.2 Analyse des antigenspezifischen Zytokinmusters mittels ELISpot: Dosisabhängige Reduktion der Anzahl Th_1-polarisierter Splenozyten 98

4.2.3 Histologische Untersuchungen des Pankreas (Hämatoxylin/Eosin-Färbung): Dosissensitive Verminderung der Intrainsulitis durch MCS-18 Behandlung 104

5 Diskussion 107

5.1 Myeloide Suppressorzellen: Toleranzinduktion durch Antigen präsentierende Zellen als Therapiestrategie bei klassischen Autoimmunerkrankungen wie dem Diabetes mellitus Typ 1 107

5.1.1 Ausblick 117

5.2 MCS-18: Pharmakologische Beeinflussung dendritischer Zellen als Therapiestrategie für den Diabetes mellitus Typ 1 123

5.2.1 Ausblick 128

6 Literaturverzeichnis: 131

7 Anhang 143

1 Zusammenfassungen

1.1 Zusammenfassung

Hintergrund/Ziele

Antigen präsentierende Zellen nehmen bei Autoimmunerkrankungen wie dem Diabetes mellitus Typ 1 eine Schlüsselrolle ein. In den hier abgehandelten Studien wurde daher an einem etablierten Mausmodell des Autoimmundiabetes, der „non-obese-diabetic" (NOD) Maus, zunächst untersucht, ob Antigen präsentierende Zellen myeloiden Ursprungs mit immunsuppressivem Potential einen Einfluss auf die Immunpathogenese des Autoimmundiabetes haben. Verwendet wurden hierfür Vorläufer dendritischer Zellen, sog. Myeloide Suppressorzellen (engl. myeloid derived suppressor cells, MDSC), die bereits in verschiedenen Tumormodellen ein besonderes immunsuppressives Potential gezeigt haben. Des Weiteren wurde in der NOD-Maus untersucht, ob eine pharmakologische Beeinflussung Antigen präsentierender Zellen durch das makrozyklische Kohlenstoff-Suboxid 18 (MCS-18) einen positiven Einfluss auf den Autoimmundiabetes hat, zumal diese Substanz bereits im Tiermodell der multiplen Sklerose eine günstige Beeinflussung des Krankheitsverlaufs gezeigt hat.

Methoden

Weibliche NOD-Mäuse, die unter speziell keimarmen Verhältnissen in mindestens 80% der Fälle bis zur 30. Lebenswoche einen manifesten Diabetes mellitus Typ 1 entwickeln, erhielten MDSC intravenös (i.v.) zu verschiedenen Zeitpunkten der Insulitis (frühe Phase der Insulitis: 8. Lebenswoche; späte Phase der Insulitis: 12. Lebenswoche) in verschiedenen Konzentrationen oder MCS-18 intraperitoneal (i.p.) in verschiedenen Dosen in der frühen Phase der Insulitis. Es erfolgte ein wöchentliches Screening bzgl. einer Glukosurie als Ausdruck eines manifesten Diabetes mellitus. Bei Erreichen der 30. Lebenswoche oder bei Diabetesmanifestation wurde das Ausmaß der Insulitis anhand einer histologischen Untersuchung des Pankreas sowie der Einfluss einer Behandlung auf die Stimulierbarkeit von Lymphozyten der Milz mit Inselzellantigenen untersucht. Zusätzlich wurde das Migrationsverhalten von MDSC nach i.v.-Applikation mittels fluoreszenz-aktivierter Zellsortierung (FACS) der Milz-Monozyten und immunhistochemischer Untersuchungen des Pankreas analysiert, um Rückschlüsse auf einen primären Wirkort ziehen zu können.

Beobachtungen und Ergebnisse

Eine Behandlung mit MDSC konnte sowohl in der frühen als auch in der fortgeschrittenen Insulitis die Diabetesinzidenz signifikant senken. Morphologisch fand dies Niederschlag in einer Verminderung der Intrainsulitis bei gleichzeitiger Expansion der Fraktion peripher infiltrierter Inseln, was als protektive Insulitis gewertet wurde. In Korrelation hierzu zeigten Milz-Lymphozyten eine Th_2-polarisierte Zytokinsekretion nach Stimulation mit definierten Inselzellantigenen. Zwar konnten MDSC unmittelbar nach Transfer in der Milz und in späteren Phasen auch im Randsaum der Langerhansinseln nachgewiesen werden, ein eindeutiger Wirkort konnte allerdings nicht identifiziert werden. Die Behandlung mit MCS-18 in der frühen Phase der Insulitis konnte ebenfalls eine signifikante Erniedrigung der Diabetesinzidenz bewirken. Hierbei ließ sich eine Korrelation zu einer Verminderung autoreaktiver Milz-Lymphozyten beobachten. Zugleich zeigte sich eine signifikante

Reduktion der Intrainsulitis bei gleichzeitiger Expansion der Fraktion nicht infiltrierter Inseln.

Praktische Schlussfolgerung/Diskussion

Selbst die fortgeschrittene Autoimmuninsulitis ließ sich durch den Einsatz von MDSC günstig beeinflussen, weshalb die Anwendung dieser Zellen eine vielversprechende Therapiestrategie darstellt. Für einen sicheren Einsatz dieser Zellen beim Menschen bedarf es allerdings weiterer Kenntnisse über die Dynamik dieser Zellen, insbesondere bzgl. ihrer Fähigkeit, zu dendritischen Zellen ausreifen zu können. Demgegenüber hat MCS-18 in klinischen Studien bereits ein günstiges Risiko-/Nutzenprofil gezeigt, weshalb ein klinischer Einsatz zur Behandlung des Diabetes mellitus Typ 1 aufgrund der hier dargelegten Ergebnisse erwogen werden sollte.

1.2 Abstract

Background and aims

Antigen-presenting cells exert a key role in type-1-diabetes as well as in other autoimmune diseases. Hence, successful therapy might depend on these cells to a high extend. In this context, myeloid-derived suppressor cells (MDSC) display progenitors of dendritic cells (DC) with extraordinary immunosuppressive potential as observed earlier in various tumour models. Therefore, it was one aim of this study to evaluate the influence of MDSC on type-1-diabetes in the non-obese-diabetic-(NOD) mouse-model, an established model of autoimmune diabetes. Another therapeutic approach might be based on the pharmacological manipulation of antigen-presenting cells. In this respect, the macrocyclic carbon suboxide MCS-18 has shown to ameliorate encephalitis disseminata in the EAE-mouse-model by impairing dendritic cell functions. Therefore, the influence of MCS-18 treatment on type-1-diabetes in the NOD-mouse-model was investigated in the second part of this study.

Methods

Female NOD mice are known to develop type-1-diabetes until the 30th week of life with a frequency of 80% if kept under special pathogen-free conditions. Treatment with MDSC was performed in different concentrations and at different stages of Insulitis (8th week: early stage insulitis; 12th week: late stage insulitis). Treatment with MCS-18 was performed at different concentrations at early stage insulitis. Screening for diabetes-manifestation was conducted weekly using a glucose measuring urin-stix. Either at the age of 30 weeks or at onset of diabetes mellitus insulitis was histological scored by analysing the degree of lymphocyte infiltration of the islets of Langerhans. Autoreactivity was measured by analysing the secretion of distinct cytokines upon stimulation with specific antigens of the islets of Langerhans. Moreover, the site of action of MDSC was investigated using fluorescence-activated cell sorting (FACS) and immunohistochemistry.

Results

At early as well as at late stage insulitis treatment with MDSC resulted in significant reduction of diabetes incidence. Further, intrainsulitits was reduced and periinsulitits was pronounced after treatment with MDSC indicating a protective type of insulitis. Moreover, splenocytic lymphocytes showed an autoprotective Th_2-

phenotype upon stimulation with islet-antigens when MDSC-treatment had been conducted. Although MDSC were detected in the spleen at day 7 after application and in the islet of Langerhans later, the site of action is still elusive. Treatment with MCS-18 led to a significant dose-depended reduction of diabetes-onset. Furthermore, a reduction of autoreactive splenocytic lymphocytes and a decrease in intrainsulitis was found after treatment with MCS-18.

Discussion

Treatment with MDSC led to significant reduction of diabetes incidence even when performed at late stage insulitis. However, the capacity of MDSC to mature to dendritic cells imposes an obstacle for the clinical use of these cells to date. Moreover, due to good experience in clinical practice MCS-18 should be applied for treatment of type-1-diabetes as it has proved efficacy in this study.

2 Einleitung

2.1 Der Diabetes mellitus Typ 1 – eine klassische Autoimmunerkrankung unter der Kontrolle Antigen präsentierender Zellen

Der Diabetes mellitus ist als chronische, inadäquate Erhöhung des Blutglucosespiegels beruhend auf einem relativem oder absolutem Insulinmangel definiert. Nach der Klassifikation der „American Diabetes Association" aus dem Jahre 2008 wird der Diabetes mellitus in einen Typ-1-Diabetes und einen Typ-2-

Diabetes unterteilt und von selteneren Formen des Diabetes mellitus wie dem Steroiddiabetes abgegrenzt. Anders als der Diabetes mellitus Typ 2 stellt der Diabetes mellitus Typ 1 eine klassische Autoimmunerkrankung dar, die sich durch eine T-lymphozytär-vermittelte Zerstörung der β-Zellen in den Langerhansinseln auszeichnet, was ein komplettes Versiegen der Insulinproduktion bewirkt. Aufgrund der zentralen Bedeutung des Hormons Insulin für den anabolen Lipid-, Glykogen- und Proteinstoffwechsel vermittelt über den insulinabhängigen GLUT (Glukosetransporter)-4 in den Fett- und Muskelzellen mündet ein unbehandelter Diabetes mellitus Typ 1 in eine tödliche Ketoazidose. Mit Einführung der medikamentösen Insulintherapie war es möglich geworden, das Überleben von Typ-1-Diabetikern über einen längeren Zeitraum zu sichern. Allerdings kann diese artifizielle Insulinversorgung nur bedingt die physiologische, endogene Insulinproduktion ersetzen, was sich darin äußert, dass der Diabetes mellitus Typ 1 eine Prädisposition für Komorbiditäten wie die diabetische Nephropathie oder die diabetische Retinopathie darstellt. Es ist daher erforderlich, kausale Therapiestrategien für den Diabetes mellitus Typ 1 zu entwickeln. Obwohl dies bisher nicht gelungen ist, hat die Wissenschaft in den letzten Jahrzehnten deutliche Fortschritte bei der Erforschung des Diabetes mellitus Typ 1 gemacht, was beispielsweise an der Identifizierung einer genetischen Prädisposition für diese Erkrankung deutlich wird (28; 72; 160). In jüngerer Zeit rückt allerdings zusehends die Erforschung der Immunpathogenese des Diabetes mellitus in den Fokus der Wissenschaft:

Gut untersucht ist in diesem Zusammenhang die Rolle von CD8^{+}-T-Lymphozyten (CD = Cluster of differation, dt.

Differenzierungsgruppe) bei der Zerstörung der Langerhansinseln (4; 18; 56; 116; 171), die aufgrund einer Autoreaktivität gegen bestimmte insulinäre Antigene wie z.B. der Glutamatdecarboxylase oder der Tyrosinphosphatase I-A2 die Zerstörung der β-Zellen mediieren (6; 105; 115; 114; 165). Diese autoreaktiven T-Lymphozyten sind hierbei in ein komplexes System aus T-Helfer-Zellen und Antigen präsentierenden Zellen (engl. antigen presenting cells, APC) eingebunden, die die Aktivierung und die Aufrechterhaltung der Aktivität der T-Zellen bedingen. Hierbei stellen T-Helfer-Zellen $CD4^+$-Lymphozyten dar, die in Abhängigkeit ihrer Polarisierung (Th_1 oder Th_2, s.u.) eine Autoaggression oder Autotoleranz begünstigen (110). Th_1-Lymphozyten sezernieren antigenspezifisch das proinflammatorische Zytokin Interferon γ (IFNγ), was eine T-Zell getragene Immunantwort begünstigt und somit autoreaktive T-Zellen induziert. Demgegenüber begünstigen Th_2-Lymphozyten, die durch Sezernierung des Interleukins 4 (IL-4) eine B-lymphozytäre Immunantwort induzieren, eine Autotoleranz (110). Zur Antigenpräsentation sind T-Helfer-Zellen allerdings nicht fähig. Das übergeordnete System, das somit den Diabetes mellitus Typ 1 bedingt, stellen Antigen präsentierende Zellen dar. Die Bedeutung dieser Zellen besteht vorwiegend darin, dass sie T-Zellen antigenspezifisch aktivieren, was mit hoher Wahrscheinlichkeit auch für autoreaktive T-Lymphozyten zutrifft, zumal gezeigt werden konnte, dass das bloße Vorhandensein von autoreaktiven $CD8^+$-T-Lymphozyten keinen Krankheitswert hat (183). Des Weiteren konnte gezeigt werden, dass dendritische Zellen (engl. dendritic cells, DC) unter den APC die bedeutendste Rolle bei der Immunpathogenese des Diabetes mellitus Typ 1 einnehmen (87), während der Stellenwert von Makrophagen und B-Lymphozyten als Antigen präsentierende Zellen bei der Entwicklung des Diabetes mellitus Typ 1 eher untergeordnet ist (71; 140). Wesentlich ist hierbei der Umstand, dass dendritische Zellen in der Lage sind, Antigene sowohl auf Haupthistokompabilitätskomplexen der Klasse I als auch der Klasse II (engl. major histocompatibility complex, MHC) präsentieren zu können. Hierdurch ist es ihnen möglich, sowohl mit $CD8^+$-T-Lymphozyten (MHC-Klasse I restringiert) als auch mit $CD4^+$-T-Lymphozyten (MHC-Klasse II restringiert) in Interaktion zu treten und eine potente, T-Zell-vermittelte, Immunantwort zu induzieren (sog. „crosstalk"; 136).

Die Tatsache, dass dendritische Zellen nicht nur Autoaggression bewirken können, sondern auch unter bestimmten Umständen eine lang anhaltende Autotoleranz bewirken können, was bereits in einigen Tiermodellen gezeigt werden konnte, unterstreicht die wichtige Rolle Antigen präsentierender Zellen in der Immunpathogenese des Diabetes mellitus Typ 1 (170).

Mehrfach wurde versucht, immuntherapeutische Strategien des Diabetes mellitus Typ 1 zu entwickeln. In diesem Zusammenhang wurden beispielsweise Hyposensibilisierungsversuche im sog. „Diabetes Prävention Trial" (117) oder auch Versuche der Beeinflussung von autoreaktiven T-Zellen wie beispielsweise durch Einsatz von monoklonalen Antikörpern gegen CD3 (147) durchgeführt. Jedoch zeigten diese Therapieversuche bisher keinen dauerhaften Erfolg. Insgesamt erscheint es daher wahrscheinlich, dass immuntherapeutische Behandlungsstrategien unmittelbar auf die Antigenpräsentation abzielen müssen um beim Menschen erfolgreich zu sein, da die

Präsentation von Autoantigenen eine zentrale Bedeutung in der Immunpathogenese autoimmuner Erkrankungen wie dem Diabetes mellitus Typ 1 einnimmt. Therapiestrategien müssten daher den Einsatz von Zellen beinhalten, die als wesentliches Merkmal neben unspezifischen Mechanismen der Immunmodulation eine antigenspezifische Suppresseion von autoreaktiven T-Zellen aufweisen. Alternativ sollten Substanzen genutzt werden, die auf eine direkte Beeinflussung von dendritischen Zellen abzielen.

2.2 Die Non-obese-diabetic Maus: Ein etabliertes Diabetes-Modell mit nachgewiesener immunpathologischer Bedeutung Antigen präsentierender Zellen

Seit der Erstbeschreibung der Non-obese-diabetic-(dt. nicht fettleibig diabetisch, NOD) Maus durch Makino et al. in den 80-iger Jahren des letzten Jahrhunderts hat sich das NOD-Mausmodell zur Erforschung der Ätiologie und Pathogenese von Autoimmunerkrankungen am Beispiel des Typ-1-Diabetes und der Behandlung selbiger gut etabliert (5; 119). Bei der NOD-Maus handelt es sich um ein Tiermodell, dass aus einem Inzuchtstamm entstanden ist und unter besonderen, keimarmen Bedingungen (speziell Pathogen frei, SPF, s.u.) einen Diabetes mellitus Typ 1 entwickelt. Hierbei ähnelt das NOD-Mausmodell dem Menschen insofern, als dass die zur Diabetesentwicklung erforderliche Autoimmuninsulitis spontan entsteht, also ohne eine artifizielle Induktion einer Autoaggression auskommt. Des Weiteren zeigt auch die Pathophysiologie des Autoimmundiabetes der NOD-Maus Analogien zum Diabetes mellitus Typ 1 des Menschen, da es auch bei der NOD-Maus erst nach Überschreiten eines gewissen Schwellenwerts an lymphozytär destruierten β-Zellen zur Manifestation eines Diabetes mellitus kommt (9; 43; 49; 135). Die unmittelbare Zerstörung der Langerhansinseln wird bei der NOD-Maus wie beim Menschen vorwiegend durch diabetogene T-Zell-Klone mediiert, was in verschiedenen Studien belegt werden konnte (25; 26; 45; 54; 55; 70; 72; 111; 169; 173). Die T-Zell-mediierte, autoimmune Gewebszerstörung stellt eines der wenigen Merkmale dar, das die NOD-Maus mit konstruierten Tiermodellen anderer Autoimmunerkrankungen, wie beispielsweise dem Modell der multiplen Sklerose, teilt (187). Wie beim Menschen wird auch bei der NOD-Maus die autimmun-vermittelte Zerstörung der β-Zellen, die Insulitis, maßgeblich durch eine dynamische Interaktion von $CD4^+$ T-Helfer-Zellen und $CD8^+$ T-Lymphozyten mit Antigen präsentierenden Zellen bedingt, allen voran DC (10; 100). Diese Interaktion bewirkt zum einen eine Polarisierung von T-Helfer-Zellen zu Th_1-Lymphozyten, die über das proinflammatorische Zytokin IFNγ eine T-Zell-getragene Immunantwort induzieren. Zum anderen aktivieren dendritische Zellen direkt autoreaktive $CD8^+$-T-Lymphozyten, indem sie ihnen über MHC-Klasse-I-Moleküle Inselzellantigene präsentieren. Die Bedeutung dieser Interaktion wird u.a. daran kenntlich, dass sich durch eine experimentelle Ablation von dendritischen Zellen in der NOD-Maus die Insulitis komplett verhindern lässt (112). Zudem konnten in der NOD-Maus ebenfalls Subtypen dendritischer Zellen nachgewiesen werden, die Toleranz induzierend wirken (129), was auch in diesem Modell den Stellenwert von Antigen präsentierenden Zellen bei der Induktion autoprotektiver Mechanismen unterstreicht.

Anhand der NOD-Maus wurden einige Therapiestrategien für den Diabetes mellitus Typ 1 entwickelt, die jedoch stets an der Übertragung auf den Menschen gescheitert sind:
Entweder zeigten diese Methoden trotz guter Ergebnisse in der NOD-Maus einen insuffizienten Langzeiteffekt im Menschen, wie beispielsweise der Vaccinierungsversuch mit Insulin im „diabetes prevention trial", oder die Versuche der therapeutischen Beeinflussungen waren nicht spezifisch genug, um einen Einsatz beim Menschen rechtfertigen zu können, wie beispielsweise die Depletion von dendritischen Zellen, die im NOD-Mausmodell die Insulitis günstig beeinflussen konnte.

Um diesen Limitierungen der Übertragbarkeit von Behandlungsstrategien aus der NOD-Maus in den Menschen besser begegnen zu können, war es daher Ziel dieser Studien, Therapieansätze zu untersuchen, die einen spezifischen Ansatzpunkt, in diesem Fall die Antigenpräsentation, beeinflussen. Hierunter wurden Therapiestrategien ausgesucht, die prinzipiell auch beim Menschen eingestzt werden können.

2.3 Myeloide Suppressorzellen: Antigen präsentierende Zellen mit besonderem immunsuppressivem Potential

Myeloide Suppressor Zellen (aktueller Konsensus bzgl. der Nomenklatur „myeloid derived suppressor cells" – MDSC 118; 37) stellen eine heterogene Zellpopulation myeloider Vorläufer dendritischer Zellen, Granulozyten sowie Makrophagen dar, die durch verschiedene Mechanismen in der Lage sind, eine potente Immunsuppression zu bewirken. Eine immunologische Identifizierung erfolgt in murinen Modellen anhand der

Oberflächenmarker CD11b und Gr-1 bestehend aus den Leukozytenantigenen Ly6C und Ly6G, welche von diesen Zellen coexprimiert werden. Weitere Oberflächenmarker, die von diesen Zellen exprimiert werden, umfassen den Oberflächenmarker F4/80, ein Proteoglycan, das auch auf murinen Makrophagen exprimiert wird, CD80 (B7-1), der auch auf murinen B-Zellen und DC vorkommt und für die Interaktion mit T-Zellen über CD28 verantwortlich ist, sowie CD115, der auf Makrophagen als Rezeptor für Makrophagen-Colonie stimulierenden Faktor (M-CSF) fungiert, und CD124, der α-Kette des IL-4-Rezeptors (40; 62; 178; 179). Entdeckt wurden diese Zellen in den 70-iger Jahren des letzten Jahrhunderts (121; 134; 144; 151; 152), wobei damals bereits ein immunsuppressives Potential dieser Zellen beobachtet werden konnte. Die Morphologie dieser Zellen (besonderes Merkmal: ringförmieger Kern) wurde in den achtziger Jahren des letzten Jahrhunderts von Subiza et al. an Tumor-tragenden Mäusen charakterisiert (152). In diesem Kontext wurde postuliert, dass diese Zellen für die Immunkompromitierung gegenüber dem Tumor verantwortlich wären, was ihnen initial den Namen natürliche Suppressorzellen (engl. natural suppressor cells) einbrachte. In weiterer Folge konnten diese Zellen schließlich auch beim Menschen nachgewiesen werden, wiederum im Zusammenhang mit neoplastischen Erkrankungen. So fiel auf, dass Patienten, die an Tumoren erkrankt waren, die sich durch ausgeprägte Produktion von Granulozyten-Makrophagen-Colonie stimulierenden Faktor (GM-CSF) auszeichen (z.B. squamöse Kopf-Hals-Tumoren), eine hohe Konzentration von MDSC im peripheren Blut aufwiesen (98; 183). Seither konnte gezeigt werden, dass eine erhöhte Frequenz dieser Zellen bei einigen anderen Tumorerkrankungen, wie z.B. dem hepatozellulärem Karzinom (s.u.), zu detektieren ist. Da Anteile dieser Zellpopulation in der Lage sind, zu immunkompetenten Zellen wie beispielsweise Makrophagen oder DC auszureifen (2; 39; 57; 80; 164), wird aktuell davon ausgegangen, dass Tumoren über bestimmte Mechanismen die weitere Ausdifferenzierung von nicht terminal differenzierten MDSC verhindern, um sich einer Immunabwehr zu entziehen.

Diese ersten Erkenntnisse über die Bedeutung dieser Zellen für immunregulatorische Vorgänge haben in den letzten Jahren zu einer intensivierten Erforschung der MDSC geführt, was ein besseres Verständnis ihrer Wirkungsweise und eine weitere Klassifizierung ihrer Subpopulationen ermöglichte:

Nach heutigem Kenntnisstand existieren zwei Subpopulationen, sog. polymorphnukleäre MDSC (PMN-MDSC) und monozytische MDSC (MO-MDSC), die sich nebst morphologischen Verschiedenheiten durch die Fähigkeit, sich weiter ausdifferenzieren zu können, und ihrer Interaktion mit anderen Abwehrzellen unterscheiden.

PMN-MDSC stellen eine Subpopulation von MDSC dar, die morphologische Ähnlichkeit zu Granulozyten aufweisen und anhand eines charakteristischen Muster der Bestandteile von Gr-1, Ly6C und Ly6G, von MO-MDSC unterscheidbar sind, wobei diese Untergruppe durch das Muster $CD11b^+Ly6C^+Ly6G^{low}$ gekennzeichnet ist (59; 179). Aktuell wird davon ausgegangen, dass es sich hierbei um eine terminal differenzierte Fraktion von MDSC handelt, die nicht mehr zu DC ausreifen kann (179). Die immunsuppressive Wirkung scheint sich bei dieser Subgruppe zum größten Teil auf zytotoxische $CD8^+$ T-Lymphozyten zu beschränken. Als Hauptwirkort dieser Subgruppe wird zurzeit das periphere lymphatische Gewebe angenommen. Durch die Expression des MHC-Klasse-I- Moleküls, das generell auf verschieden Geweben exprimiert wird und $CD8^+$-T-Zellen Antigenfragmente präsentiert, ist es MDSC möglich über den homologen T-Zell-Rezeptor (engl. T-cell receptor, TCR) mit diesen Zellen zu interagieren. Hierbei besteht grundsätzlich die Möglichkeit, dass MDSC ähnlich wie DC Peptidfragmente aus Antigenen präsentieren, die sie zuvor aufgenommen haben, weshalb sie ebenfalls zu den APC gezählt werden (106). Die daran anknüpfenden Mechanismen, die zu einer Suppression von T-Zellen führen sollen, werden allgemein uneinheitlich bewertet. Festzustehen scheint, dass die Störung der Funktion von T-Zellen durch MDSC in engen Zusammenhang mit dem Argininstoffwechsel steht. Dies wird u.a. damit begründet, dass MDSC sowohl im hohen Maße die induzierbare NO-Synthetase (iNOS, auch bekannt unter NOS 2), die aus L-Arginin Stickstoffmonoxid (NO) generiert, als auch die Arginase 1 (ARG1), die L-Arginin zu Harnstoff und L-Ornithin spaltet, exprimiert. Ein Zusammenhang zwischen diesen Enzymen und der Beeinflussung der T-Zell-Funktion ist mehrfach beschrieben (13; 14; 16; 122). Postuliert wird deshalb, dass die Aktivität dieser Enzyme zu einer Depletion von Arginin in der Umgebung der T-Zellen führt, was beispielsweise in einer verminderten Hochregulation von Cyclin D3 mündet, einem wichtigen Zellzyklusregulator, der zur Expansion des jeweiligen T-Zell-Klones benötigt wird (122). Demgegenüber betrifft die Wirkung von NO eher Tyrosinkinasen wie die Januskinase 3 (JAK3) und konsekutiv den „Signal-Transducer and Activator of Transcription"

5 (STAT5, dt. Signal Transduktor und Aktivator der Transkription), was zu einer Störung der Expansion und Aktivierung von T-Zellen führt oder die Expression von MHC-Klasse-II-Molekülen beeinträchtigt (8), wobei gerade der Einfluss auf MHC-Klasse-II bisher wenig verstanden ist. Ebenfalls beschrieben ist ein Einfluss von reaktiven Sauerstoffspezies (engl. reactive oxygen species; ROS, s.u.) (31; 189). Ein in diesem Kontext gut untersuchter Mechanismus der T-Zell-Beeinflussung ist die Nitrosilierung des T-Zell-Rezeptors, die für MO-MDSC bisher nicht beschrieben ist:

Nach Bindung mit dem homologen MHC-Klasse–I-Molekül wird durch reaktives Peroxynitrit ($ONOO^-$), welches in einer Kaskade aus reaktiven Sauerstoff Spezies und durch von iNOS gebildetem NO entsteht, eine Nitrosilierung des TCR bewirkt. Diese Nitrosilierung stellt eine posttranslationale Modifikation des TCR dar, was zu einer Störung der spezifischen Peptidbindung mit konsekutiver Störung der antigenspezifischen Stimulation führt, wobei die Fähigkeit zur unspezifischen Stimulierbarkeit z.B. bedingt durch Lectine (Glykoprotektine, die u.a. zum angeborenen Immunsystem gehören und bestimmte Oligosaccharide binden können) oder IL-2 zumindest teilweise erhalten bleibt (106). Zwar ist es prinzipiell denkbar, dass eine derartige Nitrosilierung auch ohne antigenspezifischen Kontakt zwischen MDSC und $CD8^+$ T-Zellen möglich ist, allerdings scheint ein antigenspezifischer Mechanismus wahrscheinlicher, da eine länger andauernde Bindung zwischen MDSC und TCR erforderlich ist, um eine suffiziente Nitrosilierung zu bewirken, was wiederum einen antigenspezifischen Kontakt erfordert (39; 51; 82; 145; 174). Trotz des gleichen Ursprungs aus der Reihe der hämatopoetischen

Stammzellen unterscheiden sich MO-MDSC in vielen Punkten von PMN-MDSC:

Dieser Subtyp wird nebst der Morphologie anhand der Coexpression von $CD11b^+Ly6G^-Ly6C^{hi}$ von PMN-MDSC unterschieden. Es handelt sich bei MO-MDSC um eine Subgruppe, die prinzipiell zu DC ausreifen kann. Eine Ausreifung zu tumorassoziierten Makrophagen (TAM), die ebenfalls mit dem speziellen Immunmilieu von Tumoren in Zusammenhang gebracht werden, ist ebenfalls beschrieben (92; 167). Darüber hinaus nutzen diese Zellen zusätzliche, z.T. unspezifische Mechanismen zur Immunsuppression, die sich nicht auf zytotoxische T-Zellen beschränken. Neben der Produktion von ROS sind MO-MDSC durch verschiedene Zytokine in der Lage, die Funktion, die Reifung und den Phänotyp anderer Immunzellen zu beeinflussen, wobei angenommen wird, dass für einen Teil dieser Beeinflussungen eine Interaktion mit Makrophagen erforderlich ist. Eine Beeinflussung betrifft u.a. die Verschiebung eines Makrophagen M1- Phänotyps (s.u.) zugunsten eines M2-Phänotyps (s.u.) sowie die Verschiebung eines Th_1-lastigen T-Helfer-Profils zugunsten eines Th_2-lastigen Profils als auch die Beeinflussung von sog. natürlichen Killer-T-Zellen (NKT; 153):

In Anlehnung an die Wirkung von T-Helfer-Zellen und aufgrund ähnlicher Zytokinprofile sind bei Makrophagen ebenfalls Unterschiede bzgl. der von ihnen angestoßenen Immunfunktionen beschrieben, weshalb Makrophagen neuerdings in 2 Subtypen eingeteilt werden:

Einem sog. M1-Subtyp, der sich durch eine Begünstigung der Tumorabwehr auszeichnet und durch IFNγ und Lipopolysaccharid (ein Bestandteil der äußeren Membran gramnegativer Bakterien) aktiviert wird, und einen sog. M2-Subtyp, der eine Tumorprogression begünstig und durch IL-4 und IL-13 aktiviert wird (46; 50 91; 92; 102). Die Interaktion von MDSC mit Makrophagen bewirkt hierbei ein Absinken der IL-12-Sekretion bei gleichzeitigem Ansteigen der IL-10-Sekretion, einem Eckpfeiler der tolerogenen Typ 2 Immunreaktion (141; 142). Eine hierdurch bedingte Beeinflussung der $CD4^+$- und $CD8^+$-lymphozytären Reaktion zu Gunsten einer toleranzinduzierenden Typ-2-Immunantwort mit Verminderung von $CD8^+$-T-Effektorzellen ist beschrieben (162). Zudem scheint eine verminderte IL-12-Produktion durch Makrophagen ebenfalls die Funktion von NKT zu beeinträchtigen, die eine wichtige Rolle bei der zellulären Immunität spielen (29), was somit im weiteren Sinne eine indirekte Beeinflussung von NKT-Zellen durch MDSC darstellt. Ob es auch zu einer direkten Beeinflussung von NKT durch MDSC kommt, ist zurzeit nicht abschließend geklärt. Die Beeinflussung von DC durch MDSC schient nach heutigem Kenntnisstand nur indirekten Mechanismen zu folgen:

Zurzeit wird davon ausgegangen, dass eine Expansion von MDSC aufgrund des gleichen myeloiden Ursprungs eine konsekutive Verminderung von DC durch eine verminderte Ausdifferenzierung bedingt (168). Dies scheint in Zusammenhang mit einer Überexpression von S100A9, einem Calcium bindendem, proinflammatorischem Protein, zu stehen, das einer Familie von Proteinen zugeordnet wird, die teilweise als Transkriptionsfaktoren fungieren (94). In diesem Zusammenhang ist auch eine Bedeutung für STAT3 (s.u.) beschrieben, einem wichtigen Transkriptionsfaktor für die Expansion von MDSC (36).

Bisher ist allerdings unklar, ob diese Rekrutierungsmechanismen sich auf MO-MDSC beschränken. Ebenso gibt es bisher keine Untersuchungen, die eine direkte Beeinflussung von DC durch MDSC zeigen konnten. Des Weiteren ist es unklar, ob die o.g. unspezifische Suppression von $CD8^+$-T-Zellen auf MO-MDSC beschränkt ist.

Daneben existieren erste Hinweise, dass MDSC dazu in der Lage sein dürften, unter bestimmten Umständen regulatorische T-Zellen (T_{reg}), gekennzeichnet durch die Coexpression von CD4, CD25 und Foxp3, rekrutieren zu können. Beschrieben ist dieser Effekt beispielsweise im Zusammenhang mit dem hepatozellulärem Karzinom des Menschen (44). Die Induktion von T_{reg} aus $CD4^+$, CD3/CD28 aktivierten Lymphozyten scheint hierbei einen direkten, Arginin unabhängigen, Kontakt von diesen Zellen mit MDSC zu erfordern.

Wie auch bei anderen Abwehrzellen erfolgt die Rekrutierung, Aktivierung und Expansion von MDSC mitunter über Zytokine, die so vielfältig sind wie die Mechanismen, über die MDSC eine Immunregulation bewirken können. Diese Mechanismen sind wiederum hauptsächlich bei murinen Tumormodellen mit gesteigerter MDSC-Frequenz beobachtet worden. Nur Teile dieser Mechanismen sind bisher ebenfalls beim Menschen beschrieben (siehe exemplarisch Abb. 1).

Zytokin	Humaner Tumortyp (exemplarisch)	Murines Tumormodell (exemplarisch)
GM-CSF	malignes Melanom	Lewis-Lungen-Karzinom
M-CSF	Nierenzellkarzinom	Sarkom
VEGF	Mammakarzinom, Pankreaskarzinom	Colonkarzinom
TGFβ	Kopf-Hals-Tumor	Fibrosarkom

Abb. 1: in Anlehnung an Gabrilovich D., Nagaraj S.: Myeloid-derived suppressor cells as regulators of the immune system; Nat. Reviews Immunology, 2009 (38) Zytokine, die in Zusammenhang mit der Aktivierung und Rekrutierung von MDSC stehen (Auszug)

Die zurzeit am besten untersuchten Zytokine, die die MDSC-Frequenz beeinflussen und auch hierfür beim Menschen beschrieben wurden, sind der Granulozyten-Makrophagen-Colonie-stimulierende Faktor (GM-CSF), der vaskulär-endotheliale Wachstumsfaktor (engl. vascular endothelial growth factor, VEGF) und der transformierende Wachstumsfaktor β (engl. transforming growth factor β, TGFβ):

Nach aktuellem Stand der Wissenschaft scheint sich die Wirkung von VGEF darauf zu beschränken, die Ausreifung von MDSC zu DC zu verhindern ohne einen Einfluss auf die Rekrutierung zu haben (35; 36; 60; 81; 138; 167). Insgesamt erscheint es wahrscheinlich, dass GM-CSF den wichtigsten Stellenwert bei der Beeinflussung der MDSC-Homöostase einnimmt:

Bereits die ersten Beschreibungen von MDSC im Zusammenhang mit GM-CSF produzierenden Tumoren legen diesen Schluss nahe (11; 139), ein Zusammenhang mit Tumor bedingter

Immunsuppression und erhöhten GM-CSF-Spiegeln ist ein weiterer Beleg hierfür (11; 27; 34; 180; 181; 184). Die in vivo Bedeutung von GM-CSF beruht offensichtlich auf der direkten Rekrutierung von MDSC aus dem Knochenmark (133), was sich mit der von Rößner und Lutz beschriebenen Methode deckt, dass eine Inkubation von hämatopoetischen Stammzellen mit GM-CSF eine Generierung von MDSC bewirkt. Eine wichtige Beobachtung ist hierbei allerdings, dass eine längerfristige Inkubation mit GM-CSF in weiterer Folge zu einer Generierung von DC führt (124).

Darüber hinaus scheint TGFβ die Dynamik der MDSC-Homöstase differenziert zu beeinflussen, da gezeigt werden konnte, dass TGFβ nicht unidirektional zur Erhöhung der Frequenz von MDSC führt, zumal auf MDSC TGFβ-Rezeptoren existieren, die die MDSC-Rekrutierung negativ beeinflussen können (150; 177; 182). Ähnlich komplex verhält es sich mit der Aktivierung von MDSC, wobei eine Besonderheit darin besteht, dass diese Aktivierung nur effektiv während entzündlichen Prozessen erfolgt. Das wird u.a. daran kenntlich, dass bestimmte Tyrosinkinasen, die sog. STAT-Familie, verschiedene Phasen der Differenzierung und Aktivierung durch Interaktion mit sog. Januskinasen (JAK) steuern, wobei u.a. eine Beeinflussung dieser Achse durch IFNγ und IL-4 mehrfach beschrieben ist (24; 38; 79; 82; 95; 103; 108; 141). Beispielsweise beeinflusst STAT3 Zellzyklus-kontrollierende Proteine wie Cyclin D1 oder den Transkriptionsfaktor MYC, was die Unterbrechung der Differenzierung hämatopoetischer Stammzellen und die konsekutive Expansion von MDSC zur Folge hat (79; 108). Besonders ist hierbei, dass eine Beeinflussung durch die Chemotakten S100A8/A9 beschrieben ist, die der proinflammatorischen S100 Gruppe angehören (24; 143).

Wie bereits erwähnt stammen die meisten Untersuchungen über die Bedeutung und das Verhalten von MDSC aus Tumorerkrankten oder zugehörigen Tiermodellen. Allerdings existiert eine steigende Anzahl an Untersuchungen, die MDSC als Regulatoren in verschiedenen Formen von Inflammation nahelegen. Unter derartige Entzündungszustände fallen beispielsweise Infektionserkrankungen mit bakteriellen und parasitären Erregern (29; 31; 96; 143) aber auch Gewebstraumatisierung (90). Eine Schlüsselrolle dieser Zellen bei der Regulation von Entzündungsprozessen wird daher postuliert. Demgegenüber ist die Bedeutung dieser Zellen bei Autoimmunerkrankungen bzw. immunvermittelten inflammatorischen Erkrankungen bisher nicht ausreichend verstanden. Erste Untersuchungen konnten allerdings eine erhöhte Frequenz dieser Zellen bei autoimmunvermittelten Erkrankungen wie dem Morbus Crohn zeigen (51) ohne hierfür eine Ursache zu finden. Da ein Einfluss dieser Zellen auf die Immunpathogenese des Diabetes mellitus Typ 1 in diesem Kontext sehr wahrscheinlich erscheint, war es ein Ziel der hier abgehandelten Studien zu überprüfen, ob der Einsatz dieser Zellen sich als Therapiestrategie für diese Erkrankung eignet.

2.4 Das Makrozyklische Kohlenstoff Suboxid MCS- 18: Ein neuartiges Immunsuppressivum

Das makrozyklische Kohlenstoff Suboxid – 18 (engl. macrocyclic carbon suboxide 18; MCS -18) stellt eine komplexe Kohlenstoffstruktur dar, die aus dem Nieswurzelgewächs Helleborus purpurascens isoliert werden kann und durch eine

Bildung von zyklischen Oligomeren aus der Grundstruktur C_3O_2, dem eigentlichen Kohlenstoff Suboxid, entsteht (75; 77). Erstmalig konnte diese Substanz im Jahre 1974 durch Wissner und Kating isoliert werden, dennoch ist die Ultrastruktur von MCS-18 bisher nicht vollständig bekannt. Die Substanz wird aus getrockneten und mit Hexanen entfetteten Wurzeln dieses Gewächses in einer Rohform gewonnen. Durch sequentielles Emulgieren mit Wasser werden in der Rohsubstanz enthaltene toxische Bestandteile dieser Wurzel wie die Hellethione (99) oder Hellebrin (104) entfernt. Die bisherige Anwendung dieses Stoffes beschränkt sich auf die Nutzung in sog. diätischen Naturpräparaten, die vorwiegend auf dem Balkan als Analgetika eingesetzt werden. Die Verwendung derartiger Präparate ist in Mitteleuropa bisher nicht verbreitet. Erste Studien konnten Hinweise auf den molekularen Wirkmechanismen von MCS-18 erbringen:

Vor kurzem konnte beispielsweise gezeigt werden, dass diese Substanz auf einen Capsaicin-Rezeptor, dem „Transient Receptor Potential Vanilloid" Klasse 1 (TRPV 1), ein auf Spinalganglien sitzender Nozizeptor, als reversibler Antagonist wirkt (107), was zumindest teilweise eine Erklärung für die Wirksamkeit dieser Substanz bei der Periarthritis scapulo-humeralis bietet (109). Eine Wirksamkeit mit guter Verträglichkeit beim Menschen konnte anhand o.g. Erkrankung in einer placebokontrollierten Phase II Studie mit 117 Patienten, die unter hierdurch bedingten, schmerzhaften Bewegungseinschränkung des Schultergelenks litten, gezeigt werden. Hierbei bewirkte MCS-18 eine Besserung der Schulterbeweglichkeit als auch der Schmerzen (109).

Neben dem Einsatz als Analgetikum legen erste Studien eine immunmodulatorische Wirkung dieser Substanz nahe:
Während ein Einfluss von MCS-18 auf toleranzinduzierende Zytokine wie IL-10 bereits länger bekannt ist (154), konnten Horstmann und Steinkasserer erstmalig am Tiermodell der multiplen Sklerose, dem experimentellen Autoimmunenzephalitis (EAE)- Mausmodell, zeigen, dass diese Substanz zu einer signifikanten Reduktion der Paralyse in der Lage ist, selbst wenn diese Form der Enzephalitis nach einem längeren Zeitraum reinduziert wird (61). Der in der EAE-Maus beobachtete Effekt wurde in Zusammenhang mit einer Beeinflussung von DC gesetzt, die nach heutigem Kenntnisstand eine Schlüsselrolle bei der Entwicklung und dem Progress autoimmuner Erkrankungen spielen (44; 113). In vitro konnte gezeigt werden, dass MCS-18 sowohl die Reifung, die Interaktion mit T-Zellen und das Migrationsverhalten von DC, also essentielle Funktionen dieses Zelltyps, auf verschiedene Weise beeinflussen kann:
Eine Inkubation von DC mit MCS-18 führte zu einer dosisabhängigen Reduktion der Expression von CD80, CD86 sowie CD83, ohne dass eine direkte toxische Wirkung von MCS-18 auf DC festgestellt werden konnte. Da anhand dieser Oberflächenmarker Rückschlüsse auf den Reifegrad von DC gezogen werden können, wurde gefolgert, dass MCS-18 die Entwicklung der Immunkompetenz in DC unterdrücken kann.
Ein wichtiger Bestandteil der T-Zell-Aktivierung durch DC, die zu einer Veränderung des Zytokinprofils, zur Differenzierung sowie zum Erwerb zytolytischer Eigenschaften von T-Zellen führt (63), stellt das sog. „DC/T-Zell-Clustering" dar:

Wenn DC mit T-Zellen kokultiviert werden, lagern sie sich antigenabhängig in sog. Clustern (dt. Gruppen) zusammen, um o.g. Mechanismen zu ermöglichen (63; 64). Eine Zugabe von MCS-18 führte zu einer dosisabhängigen Verminderung dieses „Clustering", wobei direkt toxische Effekte von MCS-18 ausgeschlossen wurden. Ob dies in einem Zusammenhang mit einer evtl. verminderten Aktivierbarkeit von $CD4^+$ T-Zellen oder einer verminderten Antigenpräsentation durch DC stand, wurde nicht überprüft, allerdings scheint letzteres zumindest nicht durch eine Beeinflussung der MHC-Klasse-II Expression bedingt zu sein, da diese unbeeinflusst bleibt.

In weiterer Folge konnten Untersuchungen auch einen Einfluss von MCS-18 sowohl auf die DC mediierte Proliferation von T-Zellen als auch auf die direkte Stimulierbarkeit durch Untersuchungen mit Antikörper gegen CD3 und CD 28 (hierdurch wird eine antigenunabhängige Aktivierung von T-Zellen bewirkt) gezeigt werden. Abschließend wurde eine Beeinflussung des Migrationsverhaltens von DC untersucht:

Hierbei zeigten reife DC eine dosisabhängige Verminderung der C-C Chemokinrezeptor 7- (CCR7=CD197) Expression bei Inkubation mit MCS-18. Da DC diesen Rezeptor zur Migration über Bindung mit dem homologen Liganden C-C Motiv Ligand 19 (CCL19) nutzen, wurde ein Einfluss von MCS-18 auf das Migrationsverhalten von dendritischen Zellen postuliert. Die Beeinflussung des Migrationsverhaltens konnte anschließend in sog. Transwell-Migrations-Kammern nachgewiesen werden. Hierbei zeigte sich eine dosisabhängige Reduktion des Migrationspotentials von DC. Daraus wurde der Rückschluss gezogen, dass in vivo evtl. Antigentransportprozesse von DC aus der Peripherie in die Lymphknoten durch MCS-18 behindert werden (61). Ein derartiger Mechanismus wäre insofern bedeutsam, da ohne Migration die Aufnahme und Präsentation von Antigenfragmenten deutlich beeinträchtigt ist, was die Interaktion von DC mit T-Zellen reduzieren würde.

Ein weiteres Prinzip MCS-18 bedingter Immunmodulation scheint in einer Beeinflussung von B-Zellen zu liegen. Hierbei ist v.a. die Proliferation und die Antikörpersekretion sowie der sog. „Subklassenswitch" betroffen:

Es handelt sich hierbei um einen strukturellen Wechsel im Immunglobulin G, was u.a. eine verbesserte Abwehr bestimmter Erreger bewirken soll und in Zusammenhang mit der Costimulation durch verschiedene Zytokine wie IL-4 steht (148). In diesem Zusammenhang konnte gezeigt werden, dass MCS-18 die Stimulierbarkeit von B-Zellen durch Lippolysaccharide (LPS), einem Membranbestandteil gramnegativer Bakterien, dosisabhängig verringert. Da LPS eine Stimulierung über sog. Toll-like-Rezeptoren (TLR; Rezeptoren für parasitäre und bakterielle Membranbestandteile) bewirkt und eine Störung von TLR durch MCS-18 beschrieben ist (76), wurde eine Störung des TLR (Subtyp 4) ähnlich wie bei dem von Bazillus anthracis sezernierten Toxin über Signalwege von Aktivatoren, die sog. Mitogen aktivierter Proteinkinasen (sog. Serin/Threoninkinasen, die auf externe Stimuli wie osmotischen Stress oder proinflammatorische Zytokine reagieren), postuliert (33).

Angemerkt sei an dieser Stelle, dass die Rolle von B-Lymphozyten bei der Entwicklung von Autoimmunerkrankungen zurzeit als gering eingestuft wird (97; 172). Da die Hauptwirkung von MCS-18 auf einer Beeinträchtigung von DC beruht, erscheint eine Beeinflussung der Immunpathogenese des Diabetes mellitus Typ 1 durch diese Substanz wahrscheinlich, was anhand der hier abgehandelten Studien überprüft werden sollte.

3 Material und Methoden

3.1 Reagenzien, Materialien, Geräte und andere Substanzen

3.1.1 Antigene

Zur Analyse der Th_1/Th_2-Polarisierung der Milz-Lymphozyten (Splenozyten) gegen spezifische Inselzellantigene wurden folgende etablierte Peptide verwendet:

Insulin-B-Kette 15-23 aa, MHC-Klasse-I restringiert (175); Aminosäurensequenz (Ein-Buchstaben-Code):
LYLVCGERG

Insulin-B-Kette 9-23 aa, MHC-Klasse-II restringiert (185), Aminosäurensequenz (Ein-Buchstaben-Code):
SHLVEALYLVCGERG

NRP-A7, Mimotope Antigen, MHC-Klasse-I restringiert
Aminosäuresequenz (Ein-Buchstaben-Code):
KYNKANAFL;

NRP-A7 weißt im Vergleich zu den Antigenen Insulin-B-Kette 15-23 und Insulin-B-Kette 9-23 einige Besonderheiten auf:
Es handelt sich hierbei um ein sog. Mimotop-Antigen, was sich durch eine besondere Avidität für autoreaktive, stark diabetogene $CD8^+$-T-Lymphozyten auszeichnet. Aufgrund der Struktur dieses Mimotop-Antigens werden verschiedene T-Lymphozyten aktiviert, deren TCR ein bisher nicht identifiziertes Insellzellantigen erkennt, das offenbar keine oder nur eine geringe Übereinstimmung mit GAD 65 (Glutamatdecarboxylase des Molekulargewichts 65 000 Da) oder Insulin aufweist. Autoreaktive T-Lymphozyten, die einen TCR gegen NRP-A7 besitzen, lassen sich zudem verstärkt bei prädiabetischen NOD-Mäusen finden (4; 132; 163).

Diese Antigene wurden bei der Firma Biosyntan/Berlin käuflich erworben.

3.1.2 Antikörper, Reagenzien, Medien, Verbrauchsmaterialien, Geräte

Antikörper

ELISpot:

Rat-anti-mouse IFN-γ ELISPOT Capture-Ab (Komponent 2525KZ); primärer Antikörper	Becton Dickinson/Heidelberg
Rat-anti-mouse-IFN-γ ELISPOT Detection-Ab (Komponent 1818KA) biotinylated; sekundärer Antikörper, biotinliert	Becton Dickinson/Heidelberg
Rat-anti-mouse IL-4 ELISPOT Capture-Ab (Komponent 51-1818KZ); primärer Antikörper	Becton Dickinson/Heidelberg

Rat-anti-mouse-IL-4 ELISPOT Detection-Ab Becton Dickinson/Heidelberg
(Komponent 51-1818KA) biotinylated;
sekundärer Antikörper, biotiniliert

Extrazelluläre FACS-Analyse:

Peridinin-Chlorophyll-Protein Komplex (PerCP) markierte Antikörper:
Hamster-anti-mouse-CD 3ξ BD-Pharmingen/Hamburg
(Klon145-2C11)
Rat-anti-mouse-CD 8a (Klon53-6.7) BD-Pharmingen/Hamburg
Rat-anti-mouse-CD 25 (Klon PC61) BD-Pharmingen/Hamburg
Rat-anti-mouse-Gr-1 (Klon RB6-8C5) BD-Pharmingen/Hamburg

Phycoerythrin (PE) markierte Antikörper:
Rat-anti-mouse-B 220 (Klon RA3-6B2) BD-Pharmingen/Hamburg
Rat-anti-mouse-CD 11b (Klon M1/70) BD-Pharmingen/Hamburg
Hamster-anti-mouse-CD 11c (Klon HL3) BD-Pharmingen/Hamburg

Fluoreszeinisothiocyanat (FITC) markierte Antikörper:
Rat-anti-mouse-CD 4 (Klon RM 4-5) BD-Pharmingen/Hamburg
Rat-anti-mouse-CD49b (Klon DX 5) BD-Pharmingen/Hamburg
Rat-anti-mouse-F4/80 (Klon 6F12) BD-Pharmingen/Hamburg

Intrazelluläre FACS-Analyse (Phycoerythrin/PE markiert):
Rat-anti-mouse-Foxp3 eBioscience/San Diego/CA
(Klon FJK-16s)

Immunhistochemie:

Primäre Antikörper:
Rat-anti-mouse-Insulin purified Sigma-Aldrich/Taufkirchen
(polykonal)
Genuine-pig-anti-swine-Insulin purified Dako Cytomation/
(polykonal) Glostrup/Dänemark
Rabbit-anti-mouse-iNOS (polyklonal) BD-Pharmingen/Hamburg
Rat-anti-mouse-Gr-1-FITC BD-Pharmingen/Hamburg
(Klon RB6-8C5)

Rat-anti-mouse-CD11b-FITC (Klon M1/70)	BD-Pharmingen/Hamburg

Sekundäre und tertiäre Antikörper:

Goat-anti-rat-IgG-biotinylated (polyklonal)	Caltag/Buckingham/UK
Goat-anti-rabbit-IgG-Alexa Fluor 488nm (polykonal)	Invitrogen/Karlsruhe
Streptavidin-Alexa Fluor 488nm	Invitrogen/Karlsruhe
Streptavidin-Allophycocyanin (APCy)	Invitrogen/Karlsruhe
Goat-anti-rat-IgG-FITC	Invitrogen/Karlsruhe
Rabbit-anti-genuine-pig-IgG-TRITC (polyklonal)	Sigma-Aldrich/Taufkirchen

Reagenzien, Medien und Pufferlösungen

Aceton	Merck/Nürnberg
3-Amino-9-ethylcarbazole (AEC) Substrat Puffer	Becton-Dickinson/Heidelberg
AEC Chromogen Konzentrat	Becton-Dickinson/Heidelberg
Ammoniumchlorid/NH_4Cl	Merck/Nürnberg
Bovines Serum Albumin Fraktion V 7,5%	Invitrogen/Karlsruhe
Diaminidinphenylindol (DAPI)	Sigma-Aldrich/Taufkirchen
EDTA Dinatriumsalz Dihydrat	Merck/Nürnberg
Formaldehyd 37% in Methanol (Formalin)	Merck/Nürnberg
Hautdesinfektion Softasept®	Braun/Melsungen
Kaliumhydrogencarbonat	Merck/Nürnberg
L-Glutamin	Biochrom/Berlin
Methanol	Merck/Nürnberg
Nicht essentielle Aminosäuren	Biochrom/Berlin
Penicillin/Streptomycin	Invitrogen/Karlsruhe
Pferdeserum	Sigma-Aldrich/Taufkirchen
Phosphate buffferd saline (Dulbecco's PBS) ohne Ca^{2+} und Mg^{2+}	PAA-Laboratories/Cölbe
Polyethylen Glykol Sorbitan	ICN Biomedicals/Eschwege

Monolaurat (Tween20®)	
Polyethylen Glykol p-Tetramethylbutyl-Phenyl Ether (Triton X®)	ICN Biomedicals/Eschwege
Roswell Park Memorial Institute medium (RPMI) 1645	Lonza/Köln
Streptavidin-Peroxidase Polymer	Sigma-Aldrich/Taufkirchen
Tissue-Tek® O.C.T™ Compound	Sakura Finetek/Staufen
Trypan Blue	Invitrogen/Karlsruhe
Vector-Shield® avidin-biotin blocking kit	Vector-Laboratories/ Burlingame/CA/USA

Verbrauchsmaterialien

15 ml Röhrchen (Falcon tube)	Becton-Dickinson/Heidelberg
50 ml Röhrchen (Falcon tube)	Becton-Dickinson/Heidelberg
96 well ELISpot-Platten	Millipore/Molsheim
100 µm Zellsieb	Becton-Dickinson/Heidelberg
Diabur 5000® Urinzuckerteststreifen	Roche/Mannheim
Eppendorf-Cup	Eppendorf/Hamburg
FACS-Röhrchen („Polystyrene round bottom tubes")	Becton-Dickinson/Heidelberg
Fettstift (Dako Pen®)	Dako/Glostrup/Dänemark
Kanülen, 0,40 x 19 mm grau Nr. 20, BD Microlance™	Becton-Dickinson/Heidelberg
Kolbenpippeten	Eppendorf/Hamburg
Objektträger (Adhäsions-Objektträger SuperFrost® plus)	Menzel/Braunschweig
Petrischalen	Schubert&Weiss/München
Pippetenspitzen (verschiedene Größen)	Eppendof/Hamburg
Tuberkulinspritze	Becton-Dickinson/Heidelberg

Geräte:

FACScan flow Cytometer mit FloJo-Software	BD-Pharmingen/Hamburg
Heraeus® HERAcell® CO2-Inkubator	Thermoscientific/Karlsruhe
Heraeus® gekühlte Zentrifuge	Thermoscientific/Karlsruhe
Hera Safe® Sicherheitswerkbank II	Thermoscientific/Karlsruhe

Leica CM 3050 S Kryotom	Leica/Wetzlar
Pipetten (verschiedene Größen)	Eppendorf/Hamburg
Pipetten, multiscreen	Eppendorf/Hamburg
Pipettierhilfe, elektrisch (Pipetus)	Neolab/Heidelberg
Zeiss Axiovert 220M mit AxionCam MRm und ApoTome und Axio Vision-Software 4.7.1	Zeiss/Oberkochen

3.1.3 Tiere

NOD-LtJ Mäuse	Charles-River/Calco/Italien

3.2 Tierexperimentelle Methoden

3.2.1 Haltung

Neben der Einhaltung einer artgerechten Haltung mussten zusätzliche Besonderheiten bei der Haltung von NOD-Mäusen beachtet werden:

Eine Diabetesinzidenz von mindestens 80% bei weiblichen NOD-Mäusen erfordert die Einhaltung speziell keimarmer Haltungsbedingungen. Diese Haltungsbedingungen werden als „special pathogen free" (dt. speziell-pathogen-frei, SPF) bezeichnet und weisen einige Besonderheiten im Vergleich zur konventionellen, holoxenen Versuchstierhaltung auf:

Um die Keimverhältnisse möglichst gut kontrollieren und gering halten zu können, wurden die Tiere in sog. "Individually Ventilated Cages" (dt. individuell belüftete Käfige, IVC), die durch spezielle Filteranlagen ein längerfristiges „Biocontainment" ermöglichen, gehalten. Bei der Handhabung der Tiere ist darüber hinaus jegliche Kontaminierung mit der normalen Umgebungsflora zu vermeiden, weshalb die Tierkäfige für in-vivo-Experimente nur unter Sicherheitswerkbanken der Stufe II geöffnet wurden. Das Spezialfutter (NIH-Diät 31A, Purina/St. Louis/MO/USA) und die Gerätschaften, mit denen die Tiere in Kontakt kamen, wurden vor Kontakt autoklaviert (121°C, 60 min, 5 bar). Zur Behandlung wurden sterile Einwegspritzen verwendet (siehe 3.2.1).

Die Diabetesinzidenz der Kontrolltiere wurde gleichzeitig als Indikator für Kontaminationen genutzt. Ein Absinken der Diabetesinzidenz weiblicher, nicht behandleter NOD-Mäuse unter 80% würde in diesem Zusammenhang eine relevante Kontamination durch die Umgebungsflora anzeigen.

Die Haltung der Tiere erfolgte bis Mitte 2006 im Biotechnologischen Entwicklungslabor (Erwin-Rommel-Str. 3, 91058 Erlangen), ab Mitte 2006 im Franz-Penzold-Zentrum (Palmsanlage 5, 91054 Erlangen).

Für die hier abgehandelten Studien wurden nur weibliche NOD-Mäuse verwendet.

3.2.2 Behandlung und Diabetes-Screening

Sowohl das Diabetes-Screening (s.u.) als auch die Behandlungsschritte erfolgten unter einer Hera Safe® Sterilbank der Sicherheitsstufe II. Zur Handhabung der Tiere wurden nicht sterile Einmalhandschuhe verwendet, die vor Handhabung durch ein Flächendesinfektionsmittel dekontaminiert wurden. Zur Applikation von MCS-18 und von MDSC wurden 1 ml Tuberkulinspritzen mit aufgesetzter Kanüle (0,5x16mm) verwendet.

Die Applikation von MCS-18 (in 500 µl PBS gelöst) erfolgte intraperitoneal (i.p.). Die Applikation von MDSC erfolgte intravenös (i.v.) in eine Schwanzvene. Dafür wurde die Körpertemperatur der NOD-Mäuse zunächst mit einer Rotlichtlampe erhöht, so dass sich die Schwanzvenen ausreichend dilatiert zeigten. Nach Einbringen der Maus in eine Haltevorrichtung wurden die in PBS gelösten MDSC appliziert (gelöst in 500 µl PBS). Zur Erfassung der Diabetesmanifestation wurden die Tiere wöchentlich mittels eines semiquantitativen Farbindikatorstreifens (Diabur Test® 5000) auf das Auftreten einer Glukosurie hin untersucht. Der Beobachtungszeitraum erstreckte sich bis zu einem Alter von 30 Wochen. Folgende Gruppen wurden gebildet:

MDSC-Applikation i.v.:

Menge MDSC in PBS gelöst (Vol.: 500µl)	Alter bei 1. Injektion	Anzahl behandelter Tiere
$16 \cdot 10^6$ MDSC [1]	8 Lebenswochen	n=4
$4 \cdot 10^6$ MDSC	8 Lebenswochen	n=8
$1 \cdot 10^6$ MDSC	8 Lebenswochen	n=6
$8 \cdot 10^6$ MDSC [2,]	12 Lebenswochen	n=11
$4 \cdot 10^6$ MDSC	12 Lebenswochen	n=9
[1]Fraktionierte Gabe 4x4·10^6 MDSC, Abstand zwischen den Injektionen 48 h		
[2]Repetitive Gabe 2x4·10^6 MDSC, Abstand zwischen den Injektionen 2 Wochen		

Tabelle 1: Liste der mit MDSC behandelten Mäuse

MCS-18- Applikation i.p.:

Menge MCS-18	Alter bei 1. Injektion	Anzahl behandelter Tiere
2,8 mg MCS-18 in 500 µl PBS[1]	8 Lebenswochen	n=10
5 mg MCS-18 in 1 ml PBS[2]	8 Lebenswochen	n=8
10 mg MCS-18 in 1 ml PBS[2]	8 Lebenswochen	n=10
[1]Fraktionierte Gabe in 7 gleichen Dosen (à 700µg/Injektion) mit zeitlichem Abstand zwischen den Injektionen von 48 h [2]Fraktionierte Gabe in 5 gleichen Dosen (à 1 bzw. 2 mg) mit zeitlichem Abstand zwischen den Injektionen von 48 h		

Tabelle 2: *Liste der mit MCS-18 behandelten Mäuse*

Die Kontrollgruppe umfasste insgesamt 54 weibliche NOD-Mäuse aus 8 Gruppen. Diese Gruppen wurden zeitgleich zu den unterschiedlichen Versuchsgruppen geführt, um unspezifische Ursachen für eine Verminderung der Diabetesinzidenz wie beispielsweise inadäquate/kontaminierte Haltungsbedingungen ausschließen zu können. Die Diabetesinzidenz der Subgruppen wurde zur Gegenüberstellung mit den behandelten Tieren zusammengefasst und gemittelt. Im Mittel war bis zur 23. Lebenswoche eine Diabetesinzidenz von 90% gemessen an einer neu aufgetretenen Glukosurie zu detektieren.

3.2.3 Generierung von Myeloiden Suppressorzellen (MDSC)

Die Generierung von MDSC erfolgte nach dem Protokoll von Rößner et al. ohne Sortierung in Subgruppen (124):
Als Donoren für hämatopoetische Stammzellen wurden weibliche NOD-Mäuse im Alter von 4-8 Wochen verwendet. Am Tag der Gewinnung der hämatopoetischen Stammzellen wurde mittels Glukosurietest zunächst ein manifester Diabetes mellitus ausgeschlossen. Nach Betäubung mit CO_2 in einem luftdichten Käfig erfolgte die Tötung mittels zervikaler Dislokation (dieses Verfahren wurde auch für die Entnahme von Organen für ex vivo Untersuchungen verwendet). Anschließend wurden die unteren Extremitäten abgetrennt und Femur und Tibia mit Zellstoff freigelegt. Femur und Tibia wurden danach zur Desinfektion 4 min in 10 ml Isopropranolol 20% inkubiert. Das Knochenmark wurde mit einer mit 10 ml PBS (4°C) gefüllten Spritze mit aufgesetzter Kanüle (0,5x16 mm) in eine sterile Petrischale gespült. Daran knüpfte sich ein Zentrifguationsschritt (5 min, 1200 rpm). Anschließend wurde der Überstand abgekippt und das Zellpellet mit R10-Medium (RPMI 1640+L-Glutamin (10^4U/ml) 1:100 + Penicillin (100U/ml) 1:100 + Streptomycin (100mg/ml) 1:100 + Mercaptoethanol 50µM + Fetales-Kälberserum 1:10) resuspendiert. Anknüpfend folgte eine Zellzählung in einer Neubauerzählkammer nach Mischung mit Trypanblau zu gleichen Anteilen (je 10 µl). Diese Methode beruht darauf, dass der Farbstoff Trypanblau durch aktive Transportprozesse aus den Zellen ausgeschleußt werden muss, wozu avitale Zellen nicht mehr in der Lage sind, was sie somit anhand ihrer Blaufärbung im Lichtmikroskop identifizierbar macht (3). Aufgrund der Zytotoxizität

dieser Substanz erfolgte die Zählung umgehend. Es wurde eine Konzentration von $2 \cdot 10^6$ Myelozyten/10 ml R10 angestrebt. Je 10 ml wurden schließlich auf sterile Petrischalen aufgebracht und mit 10% GM-CSF (entspricht 200 U/ml) für 3 Tage bei 37°C, 5% CO_2 inkubiert. Anschließend wurde die Suspension mit einer elektronischen Pipettierhilfe aufgenommen und in 50 ml Falconröhrchen pipettiert. Hieran knüpfte sich ein neuerlicher Zentrifugationsschritt (5 min, 1200 rpm) mit anschließender Resuspension in PBS (4°C) und darauf folgender Zellzählung in einer Neubauerzählkammer nach oben beschriebenem Prinzip.

3.2.4 Gewebe- und Splenozytengewinnung

Alle Organentnahmen erfolgten steril unter der o.g. Stufe II Werkbank. Das Pankreas wurde post mortem für Hämatoxylin-Eosin-(HE)-Färbungen sowie von ausgewählten Weibchen (24 h, 3 Tage, 7 Tage, 18 Wochen nach MDSC-Injektion) für immunhistochemische Untersuchungen in kryokonserviertem Gewebe verwendet.

Die Fixierung der Pankreata für HE-Schnitte erfolgte unmittelbar nach Entnahme in

5 ml Formalin. Die anschließende Einbettung in Paraffinblöcken und die Anfertigung der HE-Schnitte wurde freundlicher Weise vom histologischen Labor, dermatologische Universitätsklinik, Hartmannstr. 18, 91054 Erlangen, bzw. von dem Institut für Pathologie, Krankenhausstr. 12, 91054 Erlangen vorgenommen. Es wurden 3-5 Schnitte pro Objektträger angefertigt. Der Abstand zwischen den einzelnen Schnitten betrug mindestens 90 µm.

Für immunhistochemische Untersuchungen wurden die Pankreata ungeteilt (gilt für Pankreata aus Mäusen 24 h, 3 Tage, 7 Tage nach MDSC-Injektion) bzw. nach Halbierung (gilt für Pankreata aus in der 12. Lebenswoche mit MDSC behandelten Mäusen im Alter von 30 Wochen, die andere Hälfte wurde für HE-Schnitte verwendet) in „OCT-Tissue-Tec" Medium in „Eppendorf-Cups" eingebettet und umgehend in flüssigem Stickstoff fixiert. Die Aufbewahrung bis zur Verarbeitung erfolgte bei -25° C.

Zur Herstellung der Gefrierschnitte des Pankreas wurde das Kryostat-Rotationsmikrotom Leica CM 1850, verwendet. Die Schnitte wurden bei -25°C – -23°C angefertigt. Es wurden 3-5 Schnitte pro Objektträger mit 5 µm Schittdicke in Serie angefertigt.

Für zelluläre in vitro Untersuchungen wurden mononukleäre Zellen/Lymphozyten aus der Milz isoliert. Die Gewinnung von mononukleären Zellen der Milz (Splenozyten) für ELISpots (Enzyme linked Immunospt/Spot-ELISA, s.u.) und FACS-Analysen (Fluoreszenzaktivierte Durchflusszytometrie, s.u.) erfolgte umgehend nach Entnahme der Milz. Zur Homogenisierung wurde die Milz zwischen zwei autoklavierten Objektträgern unter Zugabe von 10 ml PBS zerrieben. Das Homogenisat wurde mit einer elektrischen Pipettierhilfe in 15 ml Falconröhrchen pipettiert und anschließend für 5 min bei 1500 rpm/ 4°C zentrifugiert. Der hierbei entstandene Überstand wurde vorsichtig abgekippt und das am Boden befindliche Zellpellet in der verbleibenden Restflüssigkeit (~100 µl) resuspendiert. Vor Auszählung der mononukleären Zellen wurden die noch im Homogenisat enthaltenen Erythrozyten lysiert. Hierfür wurde das Homogenisat für 1 min mit 1 ml Erythrozyten lysierenden Puffer (0,15 mM NH_4Cl + 1,0 mM $KHCO_3$

+ 0,1 mM EDTA auf 800 ml H_2O, pH 7,2-7,4) bei 4°C inkubiert. Das Abstoppen der Lyse erfolgte durch Dilution mit 14 ml PBS (4°C). Anschließend wurde das Homogenisat nochmals zentrifugiert (1500 rpm, 4°C, 5 min). Der hierbei entstandene Überstand wurde vorsichtig abgekippt und das Zellpellet in 1 ml Splenozytenmedium (RPMI 1640 + L-Glutamin 1:100 + Streptomycin/Penicillin 1:100 + nicht essentielle Aminosäuren 1:100 + FBS 1:50) resuspendiert. Diese Suspension wurde mit einer elektrischen Pipettierhilfe durch ein Zellsieb mit einer Porengröße von 100 µm in ein 50 ml Falconröhrchen pipettiert. Die im Sieb zurückgehaltenen Gewebsdebris wurden verworfen. Zur Zellzählung wurden 10 µl der so entstandenen Suspension abpipettiert und mit 10 µl Trypanblau in einem „Eppendorfcup" vermischt. Diese Suspension wurde unter einem Auflichtmirkroskop in einer Neubauerzählkammer ausgezählt (siehe auch 3.2.3).

3.3 Analytische Methoden

3.3.1 Enzyme linked Immunospot (ELISpot)

Bei dem „Enzym linked Immunospot" (ELISpot) handelt es sich um eine immunologische Diagnostikmethode, die sich von einer speziellen Form des ELISA (enzyme linked immunosorbent assay, dt. Enzym gekoppelter Immunosorbent), dem sog. „Sandwich-ELISA", ableitet. Das Prinzip dieser analytischen Methoden beruht darauf, dass ein bestimmtes Antigen zunächst durch einen „Fängerantikörper" (engl. capture antibody; primärer Antikörper) fixiert und anschließend durch einen „Detektionsantikörper" (engl.

detection antibody; sekundärer Antikörper), der gegen ein anderes Epitop gerichtet und Enzym-beladen ist, sichtbar gemacht wird. Im Falle der für diese Studien durchgeführten ELISpots handelt es sich bei den gesuchten Antigenen um das proinflammatorische Zytokin IFNγ und das autoprotektiv wirkende Zytokin IL-4, die von Milz-Lymphozyten nach Antigenstimulation gebildet werden können. Durch die Verwendung lebender Zellen stellt der ELISpot ein semiquantitatives Hybrid aus Sandwich-ELISA und Stimulationstest dar. Hierdurch ist es beispielsweise möglich, eine Th_1/Th_2-Polarisierung nach Stimulation durch ein bestimmtes Antigen, wie auch in Rahmen dieser Studien geschehen, zu erfassen. MHC-Klasse II restringierte Antigene wurden in diesen Studien zur Analyse des Polarisierungsprofils von $CD4^+$ T-Helfer-Zellen verwendet. MHC-Klasse I restringierte Antigene dienten vorwiegend dem Nachweis autoreaktiver $CD8^+$-T-Lymphoyzten. Da vor Durchführung der ELISpot-Analysen keine Zellsortierung erfolgte, wurde auch die Erfassung einer „Zytokinantwort" anderer MHC-Klasse I restringierter Splenozyten ermöglicht (z.B. NKT-Zellen). In weiterer Folge wird „Th_1-polarisiert" synonym für Lymphozyten verwendet, die nach Antigenstimulation das proinflammatorische Zytokin IFNγ sezernierten (klassisches Effektorzytokin der Th_1-lastigen Immunantwort, 66). Des Weiteren wird „Th_2-polarisert" synonym für Lymphoyzten verwendet, die nach Antigenstimulation das Toleranz-induzierende Zytokin IL-4 sezernierten (klassisches Effektorzytokin der Th_2-lastigen Immunantwort, 66). Folgendes Protokoll zur Anfertigung der ELISpots kam für diese Studien zur Anwendung:
Alle Schritte wurden, sofern nicht anders gekennzeichnet, steril unter einer Sicherheitswerkbank der Stufe II (HeraSafe®)

durchgeführt. Die Splenozytensuspension wurde wie unter 3.2.4. beschrieben gewonnen. Eine Konzentration von $5{,}0 \cdot 10^6$/ml wurde durch Verdünnung mit Splenozytenmedium eingestellt. 200µl/well (dt. Kavität; entspricht $4{,}0 \cdot 10^6$ Splenozyten/well) der so hergestellten Suspension wurden auf 96 Well-Platten aufgetragen. Die Platten wurden zuvor folgendermaßen präpariert:

Die Platten wurden mit Antikörpern gegen IFNγ (capture) und IL-4 (capture) 100µl/well 1:200 in PBS über 12 h bei 4°C inkubiert. Anschließend wurde die überstehende Flüssigkeit abgesaugt und die Platte mit je 200µl/well PBS-BSA 7,5% (Blockingsolution, dt. blockierende Lösung) für 1 h bei Raumtemperatur inkubiert um eine weitere Bindung von Antikörper zu verhindern. Anschließend wurde die „Blockingsolution" und die darin gelösten, überschüssigen Antikörper durch viermalige sequentielle Spülung mit je 200 µl PBS/well aus den Kavitäten entfernt.

Nach diesen Vorbereitungsschritten wurde die Zellsuspension hinzugefügt. Daran knüpfte sich die Stimulation mit den unter 3.1.1 genannten Antigenen (8µl/well, Konzentration 40µg/ml). Zur Erfassung einer unspezifischen Zytokinsekretion wurden zusätzlich Kontroll-Dupletten ohne Antigenstimulation angefertigt. Die Inkubation erfolgte über 24 h in einem Brutschrank (37°C, 5% CO_2). Daran knüpfte sich die Entfernung der überschüssigen Zellsuspension inklusive der überschüssigen Antigene durch Absaugen und sequentielle, dreimalige Spülung mit 200 µl PBS/well, anschließend dreimal mit 200 µl PBS-Tween 0,05%/well. Hieran knüpfte sich die Inkubation mit dem sekundären (Detektions-) Antikörper (biotinyliert) 100µl/well 1:250 in PBS-BSA-Tween. Anschließend erfolgte eine neuerliche Inkubation für 12 h bei 4°C. Darauf folgend wurde eine sequentielle, dreimalige Spülung mit 200 µl PBS-Tween 0,05% durchgeführt. Hieran knüpfte sich die Inkubation mit Streptavidin-Peroxidase (100µl/well, 1:200 in PBS-FBS 10%=0,5µg/well) über 1 h bei Raumtemperatur zur Enzymbeladung der biotinylierten Antikörper, ein Mechanismus, der in der Immunhistochemie als „labelled Streptavidin-Biotin" (dt. markiertes Streptavidin Biotin) bezeichnet wird und die starke Bindung von Avidin an Biotin nutzt (83).

Hieran knüpfte sich das Entfernen der überschüssigen Streptavidin-Peroxidase durch viermalige, sequentielle Spülung mit 200 µl PBS/well.

Um den Zytokinsaum, der sich um potentiell Zytokin sezernierende Zellen gebildet hat (exemplarisch Abb. 3), sichtbar zu machen, wurden die Kavitäten mit AEC (Amino-ethyl-carbazol)-chromogen Emulsion (Verwendung unmittelbar nach Anmischung, ~2-4 µl Chromogen pro ml AEC) mit je 100 µl beschichtet und umgehend unter Lichtabschluss für 15 min inkubiert. Da AEC ein Substrat der an Streptavidin gebundenen Peroxidase ist, wird dieses in dieser Inkubationsphase umgesetzt. Die überschüssige Emulsion wurde anschließend durch Spülung mit Leitungswasser entfernt, um eine Überfärbung, die eine Auswertung erschweren würde, zu verhindern. Daran anknüpfend wurden die Platten unter Lichtabschluss bei Raumtemperatur getrocknet. Die Auswertung erfolgt in den folgenden 3 Tagen. Für die Analysen wurden je zwei Kavitäten mit dem gleichen Antigen stimuliert. Die Ergebnisse aus diesen Dupletten wurden anschließend gemittelt und um die unspezifische Sekretion korrigiert.

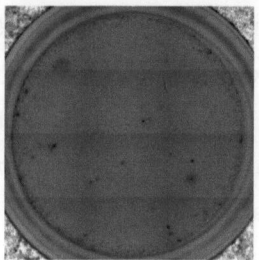

Abb. 2: Photo einer ELISpot-Kavität (well), Detektion von IL-4 sezernierenden Splenozyten kenntlich an dem rot fluoreszierenden Saum

3.3.2 Fluoreszenz aktivierte Durchflusszytometrie

Anhand durchflusszytometrischer Methoden ist es möglich, eine hohe Anzahl von Zellen in wenigen Minuten innerhalb einer Suspension nach bestimmten Oberflächenmerkmalen zu unterscheiden und somit genau zu differenzieren.

Die zwei gängigsten Methoden sind heutzutage die Magnet-aktivierte Durchflusszytometrie (engl. magnetic-activated cell sorting, MACS) und die Fluoreszenz-aktivierte Durchflusszytometrie (engl. fluorescence-activated cell sorting, FACS), die in dieser Studie zur Anwendung kam.

Das Prinzip der FACS-Analyse beruht darauf, dass zu untersuchende Zellen zunächst morphologisch anhand ihrer Größe (vorwärts gerichtetes Streudiagramm, engl. forward scatter, FSC) und ihrer Granularität (seitwärts gerichtetes Streudiagramm, engl. sideward scatter, SSC) einem bestimmten Zelltyp zugeordnet werden. Hierfür wird eine geringe Konzentration an Zellen in einem Trägermedium (z.B. PBS) suspendiert und durch eine Flußkammer gesprüht. In der Flusskammer treffen die Zellen auf Laserstrahlen (zumeist Argonlaser 488 nm). Anhand der Streustrahlung wird die Größe und Granulierung ermittelt und somit die Zellen zunächst einem bestimmten Typ (z.B. Granulozyten) zugeordnet. Gleichzeitig werden die an Antikörper gebundenen Fluoreszenzfarbstoffe zur Farbemission in einer bestimmten Wellenlänge angeregt.

In den hier abgehandelten Studien wurden für FACS-Analysen die Fluoreszenzfarbstoffe Fluoreszeinisothiocyanat (FITC), Phycoerythrin (PE), Peridni-Chlorophyll-Proteinkomplex (PerCP) verwendet, die folgende Eigenschaften besitzen:

Markierung	Emission bei Anregung durch Argonlaser 488nm	Molekulargewicht
FITC	519 nm	389 Da
PE	578 nm	240 000 Da
PerCP	670 nm	35 000 Da

Tabelle 3: *Eigenschaften der verwendeten Fluoreszenzfarbstoffe laut Hersteller BD-Bioscience*

Ziel der FACS-Analysen in dieser Studie war die Analyse eines Einflusses einer MDSC-Applikation auf die Zellpopulation der Milz 7 Tage nach Injektion, um hierdurch einen Rückschluss auf den primären Wirkort von MDSC durch Nachweis von MDSC in der Milz ziehen zu können. Es wurden 3 NOD-Mäuse im Alter von 6 Wochen verwendet. 2 Mäusen wurden $4 \cdot 10^6$ MDSC i.v. in die Schwanzvene verabreicht, das Kontrolltier blieb unbehandelt. Am Tag 7 nach Injektion wurden die Tiere nach CO_2-Narkose mittels zervikaler Dislokation getötet. Die Herstellung der Splenozytensuspension erfolgte wie unter 3.3.1 beschriebenen.

Abweichend hiervon erfolgte die finale Resuspension des Splenozytenpellets in FACS-Puffer (PBS-FCS5%-Na-Trinitrit 0,1%), wobei eine Zellkonzentration von $1\cdot10^6$/ml eingestellt wurde. Daran knüpfte sich die Inkubation mit den fluoreszenzmarkierten Antikörpern (0,1µg/ $1\cdot10^6$ Splenozyten). Es wurden Antikörper gegen folgende Oberflächenmarker eingesetzt (Ratte-Anti-Maus):

Antigen	Funktion	Vorkommen (Auszug)
B 220	Synonym: CD 45	B-Zellen, DC, zum Teil T-Zellen
CD 3ξ	Teil des T-Zell-Rezeptor-Komplexes	T-Zellen, NK-Zellen
CD 4	Corezeptor des T-Zell-Rezeptors	Th_1/Th_2-Zellen, T_{reg}
CD 8a	Corezeptor des T-Zell-Rezeptors	Zytotoxische T-Zellen
CD 11b	Adhäsion	Unreife DC, MDSC, NKTs, Makrophagen
CD 11c	Extrazelluläre Adhäsion, CR4 Bildung mit CD18	DC
CD 25	Syst. Bez. Für IL-Rezeptor-α-Kette	T_{reg}
DX 5	Nicht beschrieben	NK-Zellen
F 4/80	Funktion unklar, evtl. Immuntoleranz	Makrophagen, MDSC
Foxp3	Transkriptionsfaktor, Immuntoleranz	Aktivierte T_{reg}, MDSC
Gr-1	Nicht beschrieben	Granulozyten
DC= dendritische Zellen; MDSC= myeloide Suppressorzelle; NK= Natürliche Killer-Zellen; $Th_{1/2}$-Zellen= T-Helfer-Zellen ½; T_{reg}= regulatorische T-Zellen;		

Tabelle 4: *Verwendete Antikörper und ihre Bedeutung; Quelle: Janeway: „Immunologie" (68) sowie Rößner und Lutz 2005 (133); Hersteller und Klone sind 3.1.2 zu entnehmen*

Zur Zellcharakterisierung wurden je zwei Antikörper in folgenden Kombinationen verwendet:

Kombinationen		Zielzelle(n)
Foxp3-PE	CD4-FITC	Aktivierte T_{reg}
CD25-PE	CD4-FITC	T_{reg} allgemein
CD8a-PerCP	CD4-FITC	Unreife T-Zellen
B220-PE	CD4-FITC	Reife und unreife B-Zellen
CD8a-PerCP	B220-PE	Effektor-T-Zellen
Gr-1-PerCP	CD11b-PE	Myeloide Suppressorzellen
CD11c-PE	F4/80-FITC	Plasmazytoide dendritische Zellen
CD3ξ-PerCP	DX5/panNK-FITC	natürliche Killerzellen

Tabelle 5: Ausgewertetes „Staining": Kombinationen und hierdurch erfasste Zielzellen; Janeway: „Immunologie" (68) sowie Rößner und Lutz 2005 (133); Hersteller und Klone sind 3.1.2 zu entnehmen

Die anschließende Inkubation erfolgte für 30 min bei 4°C unter Lichtabschluss. Da es sich bei Foxp3 um ein intrazelluläres Antigen handelt, erfolgte für die Inkubation mit dem Antikörper gerichtet gegen Foxp3 eine Permeabiliserung durch Inkubation mit 0.5% Saponin, 5% FCS und 0.1% HCl für 30 min bei 4°C nach vorheriger Fixierung mit Formaldehyd 2% für 10 min. An die

Inkubation knüpfte sich eine neuerliche Zentrifugation (1200 rpm, 4°C, 5 min) nach Zugabe von 400 µl PBS, um nicht gebundene Antikörper zu entfernen. Der hierbei entstandene Überstand wurde abgekippt und das am Boden verbliebene Zellpellet zur Fixierung in 100 µl Formaldehyd 2% resuspendiert und für 10 min unter Lichtabschluss inkubiert. Daran knüpfte sich eine neuerliche Zentrifugation (1200 rpm, 4°C, 5 min) nach Zugabe von 400 µl PBS, um das restlich enthaltene Formaldehyd zu entfernen. Der hierbei entstandene Überstand wurde abgekippt und das am Boden verbliebene Zellpellet in 100 µl FACS-Puffer resuspendiert. Die Proben wurden umgehend im Fluoreszenz-Durchflußzytometer FACScan™ (BD) eingemessen. Die primäre Eingrenzung ("Gating") zur Erfassung von DC und MDSC erfolgte auf die monozytäre Fraktion, für die Erfassung der übrigen Zellen auf die lymphozytäre Fraktion.

3.3.3 Feingewebliche Untersuchungen des Pankreas

3.3.3.1 Hämatoxylin-Eosin-Färbung

Das Pankreas (ganzes Organ oder geteilt) wurde in 10 ml Formalin (37%-40% Formaldehyd in Wasser, pH 2,8-4,0) konserviert. Durch die proteinvernetzenden Eigenschaften von Formalin wird eingebrachtes Gewebe fixiert. Um eine Redoxreakton durch Formaldehyd zu Methanol und Hydrocarbonsäure (Ameisensäure) zu verhindern und eine Haltbarkeit bis zu einem halben Jahr zu ermöglichen erfolgte die anschließende Lagerung bei max. 21°C unter Lichtabschluss.

Um eine ausreichende Fixierung des Gewebes gewährleisten zu können wurde das Pankreas vor Weiterverarbeitung mindestens 24 h in Formalin inkubiert (geschätzte Eindringgeschwindigkeit 1mm/h).

Aufgrund des bekannter Maßen protrahierten, stadienhaften Verlaufs der Insulitis in der NOD-Maus (146) wurden anhand der lymphozytären Infiltration folgende Stadien definiert:

< 1% der Insel - keine Infiltration (Abb. 3a); ≥1% - <30% der Insel – peripher infiltriert (Periinsulitis; Abb. 3b); ≥30% der Insel – komplett infiltriert (Intrainsulitis; Abb. 3c). Die Auswertung der Pankreashistologien erfolgte dreimalig (ohne Kenntnis der Gruppenzugehörigkeit) bei 20- und 40-facher Vergrößerung.

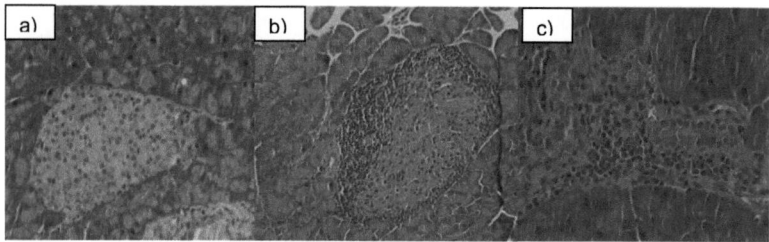

Abb. 3: *Exemplarische Darstellung von HE-Schnitten der Langerhansinseln, 20-fache Vergrößerung; a) keine Infiltration, b) Periinsulitis, c) Intrainsulitis*

Anschließend wurden die Schnitte bei 100-facher Vergrößerung auf das Vorhandensein von MDSC, kenntlich anhand der charakteristisch ringförmigen Kernmorphologie, untersucht.

3.3.3.2 Immunhistochemische Untersuchungen der Langerhansinseln

Immunhistochemische Analysen von kryokonserviertem Gewebe beruhen auf folgendem Prinzip:

Nach Anfertigung von Schnitten aus speziell eingelagertem Gewebe (z.B. OCT Tissue-Tek®) und Aufbringen auf einen kältebeständigen Objektträger wird das Gewebe mit einem speziellen Antikörper inkubiert, der gegen ein bestimmtes Antigen gerichtet ist. Dieses Antigen kann beispielsweise ein extrazelluläres Hormon wie Insulin, ein Enzym wie iNOS oder ein Oberflächenmarker wie Gr-1 sein.

Es besteht prinzipiell die Möglichkeit einen Antikörper zu verwenden, an den bereits ein Fluoreszenzfarbstoff gekoppelt ist (direkter Nachweis). Alternativ kann ein zweiter, fluoreszenzfarbstoffgekoppelter Antikörper verwendet werden, der xenogen generiert wurde und gegen den primären Antikörper (meistens gegen dessen Fc-Fragment) gerichtet ist (indirekter Nachweis). Prinzipiell ist es somit möglich, unterschiedliche Zielstrukturen in ein und demselben Schnitt sichtbar zu machen, wobei zu beachten ist, dass mit Zunahme der Anzahl der verschiedenen Antikörper es zu einer Zunahme der Interaktion zwischen den einzelnen Antikörpern kommt. Zusätzlich besteht die Möglichkeit, die Zellkerne mit dem Autofluochrom Diaminophenylindol (DAPI) anzufärben.

Die an die Antikörper gebundenen Fluoreszenzfarbstoffe werden anschließend in einem speziellen Mikroskop, das über eine spezielle Anordnung von Teilungsspiegel und Sperrfiltern verfügt, mit nach Wellenlänge gefilterten Licht zur Fluoreszenz angeregt, wobei für die Farbstoffe unterschiedliche Wellenlängen verwendet werden müssen, um eine maximale und ausreichend abgrenzbare Lichtemission zu erzeugen. Immunhistochemische Untersuchungen wurden in dieser Arbeit zum Nachweis von MDSC, die sich neben charakteristischen Oberflächenmarker (siehe 2.3) durch die Expression von iNOS auszeichnen, verwendet. Serienschnitte von Pankreata wurden nach der unter 3.2.4 beschriebenen Methode angefertigt. Die Schnitte wurden auf die o.g. kältebeständigen Objektträger aufgetragen.

Bzgl. der immunhistochemischen Analyse wurden zunächst zwei Protokolle gegeneinander evaluiert:

Protokoll 1:

Die Schnitte wurden für 30 min bei Raumtemperatur getrocknet. Hieran knüpfte sich die Gewebsfixierung in Methanol bei 4°C für 5 min Nach einer neuerlichen Trocknung bei Raumtemperatur für 30 min wurden die Methanol-OCT-Rückstände in einem PBS-Bad entfernt. Das überschüssige PBS wurde vorsichtig mit Zellstoff entfernt und die Schnitte 5 min bei Raumtemperatur getrocknet. Anschließend wurden die einzelnen Schnitte mit einem Fettstift umkreist, um ein späteres vermischen verschiedener Antikörper zu verhindern. Als nächstes wurden die Schnitte zur Gewebskonditionierung für 30 min in 100 ml PBS 1% BSA 5% Pferdeserum 0,1% TritonX (=Zusammensetzung des "Blockingbuffer") inkubiert. Anschließend wurde der primäre Antikörper aufgetragen. Da das exokrine Pankreas die verwendeten Antikörper konzentrationsabhängig unspezifisch bindet, musste zunächst die optimale Konzentration mittels Titration ermittelt werden. Als Trägermedium wurde PBS-„Blockingbuffer" 0,015% verwendet.

Folgende primäre Antikörper wurden in unterschiedlicher Konzentration verwendet:

Primärer Antikörper/ Farbstoff	Sekundärer Antikörper mit angehängtem chromogenen Farbstoff	Anregung, Emission, emittierte Farbe
Ratte-Anti-Maus-Insulin-Antikörper	Ziege-Anti-Ratte-IgG Alexa 488®	495nm, 519nm, grün
Ratte-Anti-Maus-Gr-1-Antikörper biotinyliert	Streptavidin-Allophycocyanin (APCy)	650nm, 660nm, rot
CD11b Ratte-Anti-Maus-PE	Ø	488nm, 576nm, rot-orange
iNOS-Hase-Anti-Maus	Ziege-Anti-Hase-IgG-FITC	488nm, 521nm, grün

Tabelle 6: Antikörper Immunfluoreszenz Protokoll 1; Hersteller und Klone sind 3.1.2; Anregung, Emission und emittierte Farbe entsprechend den Angaben der Hersteller

Die Schnitte wurden per Kolbenhubpipette mit 40-60 µl Antikörperlösung beschichtet. Anschließend wurden die Schnitte bei 4°C über 12 h mit den Antikörper in einer feuchten Kammer unter Lichtabschluss inkubiert. Anknüpfend wurden die Schnitte zur Entfernung der überschüssigen Antikörper zweimal für 5 min in einem PBS-Bad gewaschen. Das überschüssige PBS wurde vorsichtig mit Zellstoff aufgenommen. Anschließend wurden o.g.

sekundäre Antikörper verwendet. Als Trägerlösung diente PBS-„Blockingbuffer" 0,015 % (s.o.). Die Antikörperlösung wurde mittels Kolbenhubpipette auf die Schnitte (40-60µl/Schnitt) aufgetragen. Die Schnitte wurden anschließend für 1 h bei Raumtemperatur in einer feuchten Kammer unter Lichtabschluss inkubiert. Als nächster Schritt wurden die überschüssigen Antikörper zweimal in einem PBS-Bad (je 5 min) entfernt. Das überschüssige PBS wurde mit Zellstoff aufgenommen. Die Schnitte wurden schließlich eingedeckelt und die Ränder mit handelsüblichem, durchsichtigem Nagellack eingepinselt, um ein Austrocknen zu verhindern. Konnten die Schnitte nicht umgehend ausgewertet werden, so wurden sie bei 4°C unter Lichtabschluss für max. 2 Wochen aufbewahrt.

Protokoll 2:
Die Anfertigung der Schnitte erfolgte nach dem gleichen Prinzip wie bei Methode 1. Anschließend wurden die Schnitte 10 min in einem Aceton-Bad bei 4°C fixiert. Darauf folgte eine Gewebskonditionierung:
Zunächst wurden die Schnitte für 15 min mit PBS-BSA 3% (40-60µl/Schnitt) inkubiert, anschließend erfolgte eine Inkubation mit Avidin- (bindet an endogenes Biotin und sättigt es ab) TBS (trist buffered saline; 40-60µl/Schnitt) für 10 min bei Raumtemperatur. Überständiges Avidin wurde in einem PBS-Bad (4°C, 5 min) entfernt. Anschließend wurden die Schnitte mit Biotin (bindet ungebundenes Avidin) TBS inkubiert (10 min, Raumtemperatur). Daran knüpfte sich die Inkubation mit dem primären Antikörper. Folgende Kombinationen wurden verwendet:

Primärer Antikörper (Anti-Maus)	Sekundärer Antikörper**	Tertiärer Antikörper**
Hase-anti-Maus-iNOS	Anti-Hase IgG Alexa Fluor 488nm	
Anti-Hase IgG Alexa Fluor 488nm	Ziege-Anti-Ratte-IgG-biotiniliert	Streptavidin Alexa 488nm
Ratte-anti-Maus-CD11b	Ziege-Anti-Ratte-IgG-biotinliert	Streptavidin Alexa 488nm
Meerschweinchen-Anti-Schweine-Insulin	Hase-Anti-Meerschweinchen-IgG,Tetra-methylrhodaminisothiocyanat (TRITC)*	

Tabelle 7: *Antikörper Immunfluoreszenz Protokoll 2*
*TRITC-Spektrum: Anregung: 520-554nm, Emission: 582nm, Emissionsfarbe: rot (entsprechend der Angaben des Herstellers); **Allen Kombinationen wurde Diamino-Phenylindol (DAPI) nach dem letzten Inkubationsschritt hinzugefügt, Anregung: 358nm, Emission: 461nm, Emisssionsfarbe: blau (entsprechend den Angaben des Herstellers); Die übrigen Anregungen und Emissionen sind Tabelle 6 zu entnehmen; Hersteller und Klone sind 3.1.2 zu entnehmen*

Als Trägermedium wurde PBS-BSA 3% verwendet. Die anschließende Inkubationsphase erfolgte bei Raumtemperatur unter Lichtabschluss für 2 h. Die nichtgebundenen Antikörper wurden durch dreimaliges Spülen in einem PBS-Bad über 5 min (4°C) entfernt. Daran knüpfte sich die Inkubation mit in Tabelle 7 genannten sekundären und tertiären Antikörpern.

Trägermedium war PBS-BSA 3%- DAPI 0,1%. Die Inkubation erfolgte unter Lichtabschluss bei Raumtemperatur für 60 min.

Die nicht gebundenen Antikörper wurden im Folgenden jeweils durch dreimaliges Spülen im PBS-Bad für 5 min/4°C entfernt. Das überstehende PBS wurde mit Zellstoff abgezogen. Anschließend wurden die Schnitte eingedeckelt und die Ränder mit handelsüblichem Nagellack versiegelt, um ein Austrocknen der Schnitte zu verhindern. Konnten die Schnitte nicht umgehend ausgewertet werden, so wurden sie unter Lichtabschluss bei 4°C für max. 2 Wochen aufbewahrt.

3.4 Statistische Auswertung

Für alle Untersuchungen, deren Ergebnisse als Mittelwerte wiedergeben wurden (quantitative Analyse mononukleärer Zellen der Milz, ELISpot-Analysen), wurde die abgeschätzte Standardabweichung berechnet. Zur Berechnung der Signifikanz für die quantitative Analyse mononukleärer Zellen der Milz wurde der t-Test für unpaare Stichproben angewendet. Zur Erfassung des Signifikanz der Th_1/Th_2-Polarisierung kenntlich anhand der Anzahl der Zellen, die nach Stimulation mit der Insulin-B-Kette 15-23, der Insulin-B-Kette 9-23 und NRP-A7 IFNγ (=Th_1-Polarisierung) bzw. IL-4 (=Th_2-Polarisierung) sezernieren, wurde ebenfalls der t-Test für unpaare Stichproben verwendet. Die Signifikanz des Ausmaßes der Insulitis eingeteilt in die Kategorien „keine lymphozytäre Infiltration", „periphere Infiltration" und „komplette Infiltration" der Langerhansinseln wurde per X^2-Test berechnet. Als signifikant wurde hiernach ein Unterschied bezeichnet, der eine Irrtumswahrscheinlichkeit von p< 0,05 aufwies. Die Berechnungen erfolgten mit Microsoft Excel 2003.

4 Ergebnisse

4.1 Ergebnisse Myeloide Suppressorzellen (MDSC)

4.1.1 Signifikante Reduktion der Diabetesinzidenz durch MDSC-Behandlung sowohl in der frühen als auch in der späten Phase der Insulitis

Der Einfluss einer MDSC-Behandlung auf die Diabetesinzidenz im Beobachtungszeitraum bis zur 30. Lebenswoche wurde durch Vergleich mit der Diabetesinzidenz der unbehandelten Kontrolle ermittelt (>90% der Kontrolltiere erkrankt an einem manifesten Diabetes mellitus bis zur 23. Lebenswoche; Gesamtgruppengröße n=54; siehe 3.2.2). Die Behandlung von NOD-Mäusen in der frühen Phase der Insulitis (8. Lebenswoche) konnte signifikant die Diabetesinzidenz senken. Das Ausmaß der Protektion zeigte eine Korrelation mit der applizierten Dosis (100% protektiert bei Applikation von $16\cdot10^6$ MDSC n=4 vs. 50% bei $1\cdot10^6$ MDSC n=6; Diagramm 1):

Bereits die einmalige Gabe von $1\cdot10^6$ MDSC bewirkte eine signifikante Protektion gegenüber einem Diabetes mellitus bis zur 30. Lebenswoche verglichen mit der Kontrollgruppe (p=0,0008).

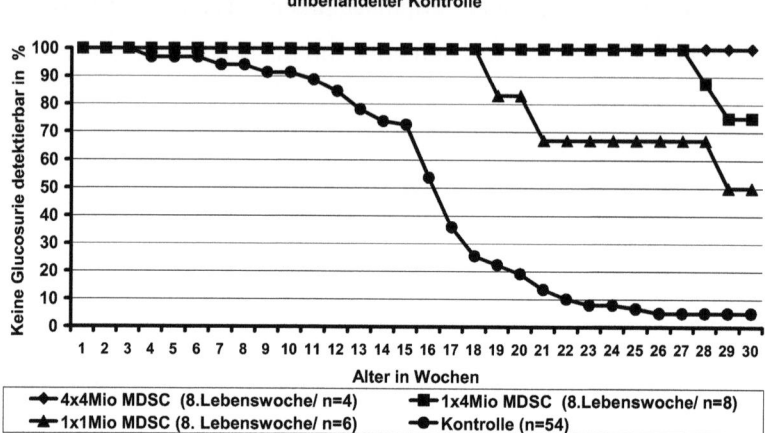

Diagramm 1: *Ergebnisse bzgl. des diabetesfreien Überlebens MDSC behandelter Mäuse gegenüber der unbehandelten Kontrollgruppe, Behandlung in der frühen Phase der Insulitis, 8. Lebenswoche*

Bei der Untersuchung des Einflusses einer MDSC-Applikation auf die Inzidenz eines manifesten Diabetes mellitus zeigte sich bei Behandlung in der Phase der fortgeschrittenen Insulitis (12. Lebenswoche) folgendes Bild:

55% der mit $4\cdot10^6$ MDSC behandelten Mäuse waren bis zur 30. Lebenswoche vor der Manifestation eines Diabetes mellitus geschützt. Eine repetitive Gabe ($2\times4\cdot10^6$, MDSC, 2 Wochen Abstand zwischen den Injektionen) erbrachte eine Protektion von

54% (Diagramm 2). Die Unterschiede waren im Vergleich zur Kontrollgruppe signifikant (p<0,0001 bei Behandlung mit $1\times4\cdot10^6$ MDSC und bei Behandlung mit $2\times4\cdot10^6$ MDSC).

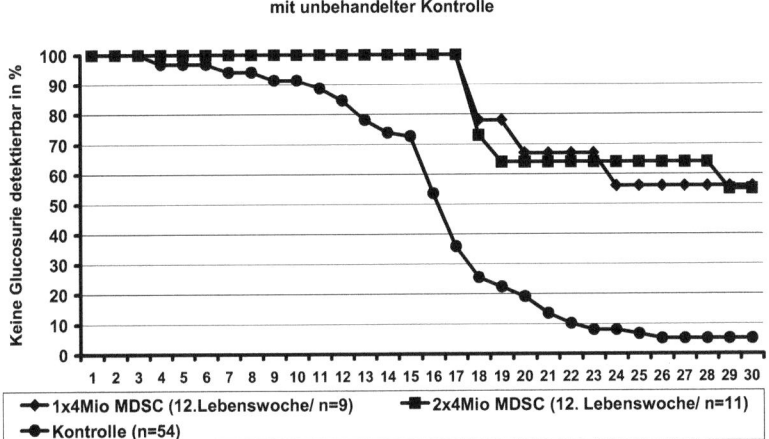

Diagramm 2: *Ergebnisse bzgl. des diabetesfreien Überlebens MDSC behandelter Mäuse gegenüber der unbehandelten Kontrollgruppe, Behandlung in der späten Phase der Insulitis, 12. Lebenswoche*

Zusammenfassend bewirkte eine Behandlung mit MDSC sowohl bei Applikation in der frühen als auch in der späten Phase der Insulitis eine signifikante Reduktion der Diabetesinzidenz im Beobachtungszeitraum bis zur 30. Lebenswoche.

4.1.2 Untersuchung mononukleärer Zellen der Milz

4.1.2.1 Erhöhung der Anzahl an Splenozyten bei MDSC-Behandlung in der frühen Phase der Insulitis, kein Einfluss auf die Anzahl der Splenozyten bei Behandlung in der späten Phase

Zur Erfassung des Einflusses einer MDSC-Behandlung auf die mononukleären Zellen der Milz (Splenozyten) erfolgte zunächst eine quantitative Analyse der nach 3.2.4 angefertigten Splenozytensuspension mittels Zellzählung wie unter 3.3.1 beschrieben. Zwischen diabetischen und nicht diabetischen NOD-Mäusen ergab sich kein signifikanter Unterschied. Eine MDSC-Behandlung in der frühen Phase der Insulitis bewirkte gegenüber der nicht diabetischen Kontrolle eine Erhöhung der Anzahl an Splenozyten (Diagramm 3), und war nach Injektion von $16 \cdot 10^6$ MDSC signifikant (p=0,0460).

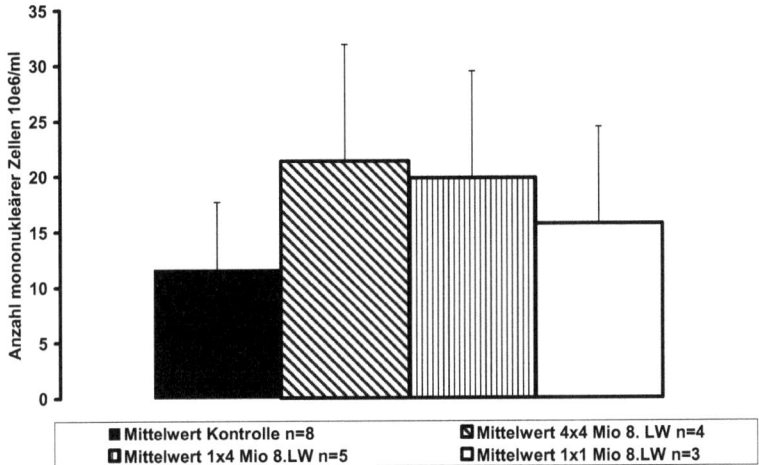

Diagramm 3: Nicht diabetische NOD-Mäuse, MDSC-Behandlung in der frühen Phase der Insulitis (8. Lebenswoche), lichtmikroskopische Auszählung der mononukleären Zellen nach Lyse der roten Blutkörperchen; Vergleich mit nicht diabetischen Kontrolltieren

Nicht diabetische NOD-Mäuse, die in der fortgeschrittenen Phase der Insulitis eine MDSC-Behandlung erhalten hatten, zeigten gegenüber der nicht diabetischen Kontrollgruppe keinen signifikanten Unterschied bzgl. der Gesamtzahl an Splenozyten (Diagramm 4).

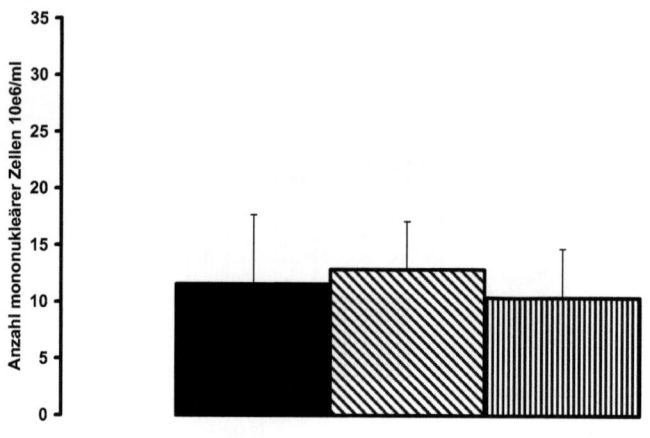

Diagramm 4: Nicht diabetische NOD-Mäuse, MDSC-Behandlung in der späten Phase der Insulitis (12. Lebenswoche), lichtmikroskopische Auszählung der mononukleären Zellen nach Lyse der roten Blutkörperchen; Vergleich mit nicht diabetischen Kontrolltieren

4.1.2.2 Analyse des antigenspezifischen Zytokinprofils mittels ELISpot: Erhöhung des Anteils IL-4 sezernierender Splenozyten nach MDSC-Behandlung

Anhand von ELISpot-Analysen wurde die Beeinflussung der antigenspezifischen Th_1-/Th_2-Polarisierung nach MDSC-Behandlung wie unter 3.3.1 beschrieben untersucht. Hierfür wurden die im NOD-Maus-Modell etablierten Antigene Insulin-B-Kette 15-23, Insulin-B-Kette 9-23 und NRP-A7 (siehe 3.1.1) eingesetzt.

Es wurden zunächst NOD-Mäuse, die in der frühen Phase der Insulitis (8. Lebenswoche) MDSC erhalten hatten und bis zu

einem Alter von 30 Wochen vor einer Diabetesmanifestation protektiert waren, mit der Kontrolle verglichen:
Unabhängig von der applizierten Dosis zeigte sich gegenüber den nicht diabetischen Kontrolltieren sowohl eine Erhöhung von IFNγ als auch IL-4 sezernierenden Splenozyten. Nach Stimulation mit der Insulin-B-Kette 15-23 (MHC-Klasse-I restringiert) wiesen MDSC-behandelte Tiere ein Überwiegen Th_1-polarisierter Lymphozyten auf, wobei dieses Phänomen dosisabhängig war: Wie in Diagramm 5 ersichtlich kam es mit sinkender Dosis an applizierten MDSC zu einer Erniedrigung der Gesamtzahl an IFNγ und IL-4 sezernierenden Lymphozyten. Gleichzeitig näherte sich die Anzahl IL-4 sezernierender Zellen der Anzahl IFNγ sezernierender Zellen an. Eine Behandlung mit $4 \cdot 10^6$ MDSC zeigte keinen verhältnismäßigen Unterschied zu einer Behandlung mit $1 \cdot 10^6$ MDSC. Sowohl ein absoluter als auch relativer Unterschied zeigte sich bei fraktionierter Gabe von $16 \cdot 10^6$ MDSC. Diese Gruppe zeigte im Bezug auf die übrigen Gruppen nach Stimulation mit der Insulin-B-Kette 15-23 absolut die höchste Anzahl IFNγ sezernierender Lymphozyten als auch das stärkste verhältnismäßige Überwiegen IFNγ sezernierender Lymphozyten nach Stimulation mit o.g. Peptidsequenz (Diagramm 6). Somit zeigte diese Gruppe ein deutliches Überwiegen Th_1-polarisierter Lymphozyten nach Stimulation mit der Insulin-B-Kette 15-23. Diese Erhöhung der Anzahl IFNγ-sezernierender Splenozyten nach Behandlung mit $16 \cdot 10^6$ MDSC in der 8. Lebenswoche war bei Vergleich mit der nicht diabetischen Kontrollgruppe signifikant ($p=0,0106$).
Wie an Diagramm 5 und 6 ersichtlich zeigten die übrigen Gruppen bei Vergleich mit den diabetischen Kontrolltieren eine stärkere

Verschiebung zugunsten einer Th$_2$-Polarisierung (1·10^6 MDSC nicht signifikant, 4·10^6 MDSC p=0,0185). Ein ähnlicher Effekt war bei Vergleich mit der nicht diabetischen Kontrollgruppe (1·10^6 MDSC p=0,0084, 1·10^6 MDSC p=0,0137) zu beobachten.

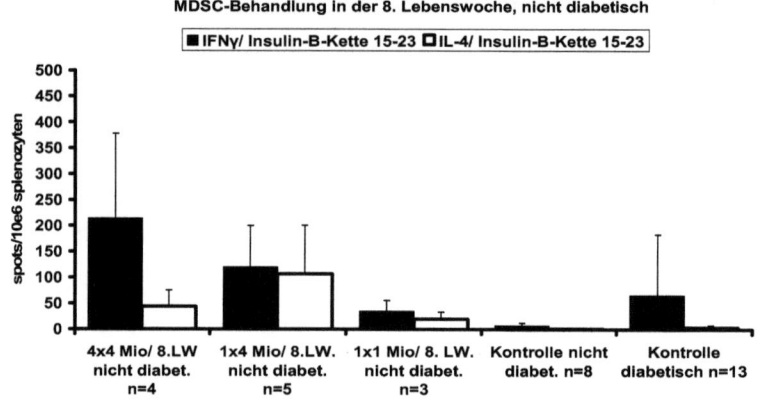

Diagramm 5: ELISpots nach Stimulation mit Insulin-B-Kette 15-23; Nicht diabetische Mäuse, die in der frühen Phase der Insulitis (8. Lebenswoche) mit MDSC behandelt worden waren, verglichen mit nicht diabetischen und diabetischen Kontrolltieren

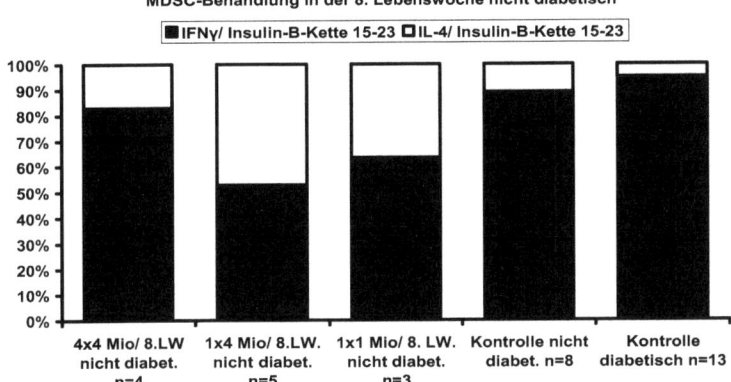

Diagramm 6: Verhältnis Th1- zu Th2-polarisierten Lymphozyten bei Stimulation mit Insulin-B-Kette 15-23, vergleich der Gruppen aus Diagramm 5

Bei Stimulation mit der MHC-Klasse-II restringierten Insulin-B-Kette 9-23 ließ sich nach MDSC-Behandlung in der frühen Phase der Insulitis eine dosisabhängige Verschiebung zu einem Th$_2$ typischen Zytokinprofil beobachten:
Während Mäuse, die mit $4 \cdot 10^6$ MDSC bzw. mit $1 \cdot 10^6$ MDSC behandelt worden waren, ein ausgeglichenes Verhältnis von IFNγ zu IL-4 produzierenden Lymphozyten zeigten, wie es auch bei nicht diabetischen Kontrolltieren der Fall war, bewirkte eine fraktionierte Gabe von $16 \cdot 10^6$ MDSC eine komplette Suppression IFNγ produzierender Lymphozyten (Diagramm 7 und 8).
Zudem zeigte sich eine dosisabhängige Erhöhung der Anzahl IL-4- sezernierender Lymphozyten (Diagramm 7 und 8), die bereits bei einer Dosis von $1 \cdot 10^6$ MDSC signifikant war (p<0,0001). Bei Vergleich mit der diabetischen Kontrolle war nur nach Behandlung mit $16 \cdot 10^6$ eine signifikanter Unterschied bzgl. der Suppression

Th$_1$-polarisierter Lymphozyten nach Stimulation mit der Insulin-B-Kette 9-23 zu erfassen (p=0,0242). Verglichen mit der diabetischen Kontrollgruppe war die Erhöhung der Th$_2$-polarisierten Fraktion nach Stimulation mit o.g. Peptidsequenz in allen Gruppen signifikant (1·10^6 MDSC p=0,0009, 4·10^6 MDSC p=0,0001, 16·10^6 p<0,0001).

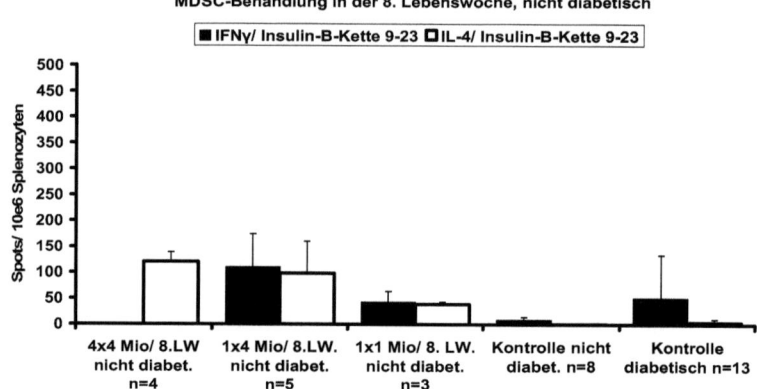

Diagramm 7: *ELISpots nach Stimulation mit Insulin-B-Kette 9-23; Nicht diabetische Mäuse, die in der frühen Phase der Insulitis (8. Lebenswoche) mit MDSC behandelt worden waren, verglichen mit nicht diabetischen und diabetischen Kontrolltieren*

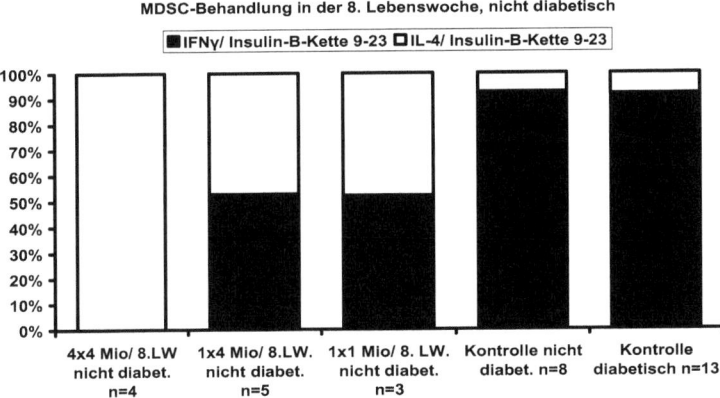

Diagramm 8: *Verhältnis Th1- zu Th2-polarisierten Lymphozyten bei Stimulation mit Insulin-B-Kette 9-23, vergleich der Gruppen aus Diagramm 7*

Wie anhand von Diagramm 9 und 10 zu erkennen ist, war die Veränderung des Polarisationsmusters am ausgeprägtesten nach Behandlung mit MDSC in der frühen Phase der Insulitis, wenn die Milz-Lymphozyten mit NRP-A7 (MHC-Klasse I restringiert) stimuliert wurden:

Während bei mit $1 \cdot 10^6$ MDSC behandelten Mäusen das Verhältnis von IFNγ zu IL-4 sezernierender Lymphozyten bei 1,4:1 lag, lag das Verhältnis nach Behandlung mit $4 \cdot 10^6$ MDSC bei 1:1,8. Bei fraktionierter Gabe von $16 \cdot 10^6$ zeigte sich nach Stimulation mit NRP-A7 eine komplette Suppression IFNγ produzierender Splenozyten (Diagramm 9). Bei nicht diabetischen Kontrolltieren lag das Verhältnis von Th_1- zu Th_2-polarisierten Splenozyten nach Stimulation mit NRP-A7 demgegenüber bei 6:1 (Diagramm 10). Zusammengefasst zeigte sich somit nach Stimulation mit NRP-A7 bei Vergleich mit der diabetischen Kontrolle eine dosissensitve

Suppression Th_1- polarisierter Lymphozyten ($1 \cdot 10^6$ MDSC nicht signifikant, $4 \cdot 10^6$ MDSC nicht signifikant, $16 \cdot 10^6$ MDSC, fraktionierte Gabe p=0,0147) bei gleichzeitiger Expansion Th_2-polarisierter Lymphoyzten (bereits bei $1 \cdot 10^6$ MDSC signifikant, p=0,0002). Bei Vergleich mit der nicht diabetischen Kontrolle war zudem eine signifikante Expansion Th_2-polarisierter Lymphozyten (bereits bei Applikation von $1 \cdot 10^6$ MDSC/p<0,0001) und eine dosissensitive Verschiebung des Th_1-/Th_2-Verhältnisses zugunsten Th_2-polarisierter Lymphozyten zu beobachten (Diagramm 10). Eine signifikante Reduktion Th_1-polarisierter Lymphozyten gegenüber der nicht diabetischen Kontrolle war nur nach Behandlung mit $16 \cdot 10^6$ MDSC zu erfassen (p=0,0282).

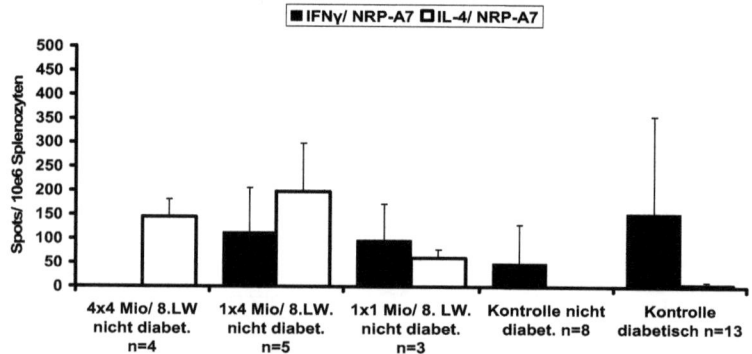

Diagramm 9: ELISpots nach Stimulation mit NRP-A7; Nicht diabetische Mäuse, die in der frühen Phase der Insulitis (8. Lebenswoche) mit MDSC behandelt worden waren, verglichen mit nicht diabetischen und diabetischen Kontrolltieren

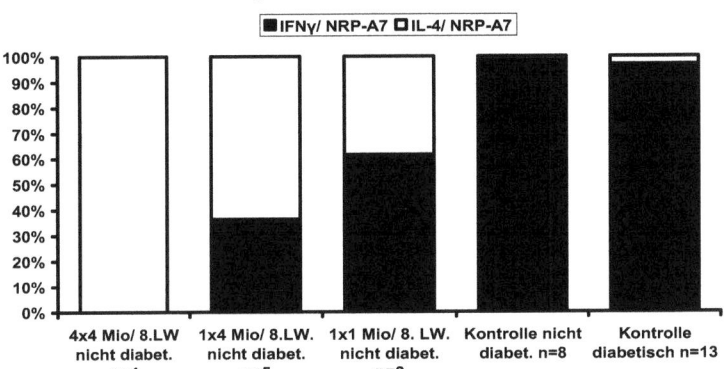

Diagramm 10: Verhältnis Th1- zu Th2-polarisierten Lymphozyten bei Stimulation mit NRP-A7, vergleich der Gruppen aus Diagramm 9

Analog zu den Behandlungsgruppen in der frühen Phase der Insulitis wurde auch der Einfluss einer MDSC-Behandlung in der fortgeschrittenen Insulitis auf das antigenspezifische Polarisierungsmuster der Splenozyten protektierter Tiere untersucht. Diese Ergebnisse wurden sowohl den Ergebnissen der Kontrolle als auch den Ergebnissen der Tiere gegenübergestellt, die in der frühen Phase der Insulitis mit MDSC behandelt worden waren und eine Protektion gegenüber einer Diabetesmanifestation im Beobachtungszeitraum aufgewiesen hatten.

Die ELISpot-Analysen der Milz-Lymphozyten zeigten bei Stimulation mit dem Antigen Insulin-B-Kette 15-23 (MHC-Klasse I restringiert) im Vergleich zur Kontrolle eine dosissensitive Verschiebung des Zytokinprofils zugunsten einer Th_2-Polarisierung:

Während eine einmalige Gabe von $4 \cdot 10^6$ MDSC ein Verhältnis von IFNγ zu IL-4 sezernierenden Splenozyten von 2,2:1 bewirkte, erhöhte eine zweimalige Gabe von $4 \cdot 10^6$ MDSC den Anteil Th_2-polariserter Lymphozyten weiter, wobei die Anzahl Th_1-polarisierter Lymphozyten unbeeinflusst blieb (Diagramm 11 und 12). Hierbei lag das Verhältnis von IFNγ zu IL-4 sezernierenden Lymphozyten bei 1,3:1. In beiden Fällen zeigte sich bei Vergleich mit der diabetischen Kontrolle stets eine anteilige Erhöhung Th_2-polarisierter Lymphozyten (Diagramm 12). Darüber hinaus zeigten beide Gruppen sowohl bei Vergleich mit der nicht diabetischen (IFNγ: $4 \cdot 10^6$ MDSC p=0,0048, $8 \cdot 10^6 = 2 \times 4 \cdot 10^6$ MDSC p=0,0001; IL-4: $4 \cdot 10^6$ MDSC p=0,0203, $8 \cdot 10^6 = 2 \times 4 \cdot 10^6$ MDSC p=0,0115) als auch bei Vergleich mit der diabetischen Kontrolle eine Erhöhung der Anzahl IFNγ als auch IL-4 sezernierender Lymphozyten (IFNγ: $4 \cdot 10^6$ MDSC nicht signifikant, $8 \cdot 10^6 = 2 \times 4 \cdot 10^6$ MDSC p=0,0235; IL-4: $4 \cdot 10^6$ MDSC p=0,0035, $8 \cdot 10^6 = 2 \times 4 \cdot 10^6$ MDSC p=0,0011).

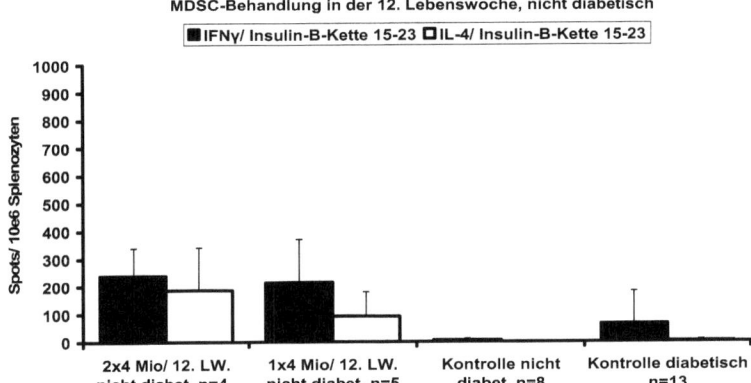

Diagramm 11: *ELISpots nach Stimulation mit Insulin-B-Kette 15-23; Nicht diabetische Mäuse, die in der späten Phase der Insulitis (12. Lebenswoche) mit MDSC behandelt worden waren, verglichen mit diabetischen und nicht diabetischen Kontrolltieren. Anders als bei einem Transfer in der frühen Phase der Insulitis war bei Erhöhung der Dosis der MDSC ein Anstieg der Anzahl Th2- polarisierter bei gleichbleibender Anzahl Th1- polarisierter Lymphozyten zu verzeichnen*

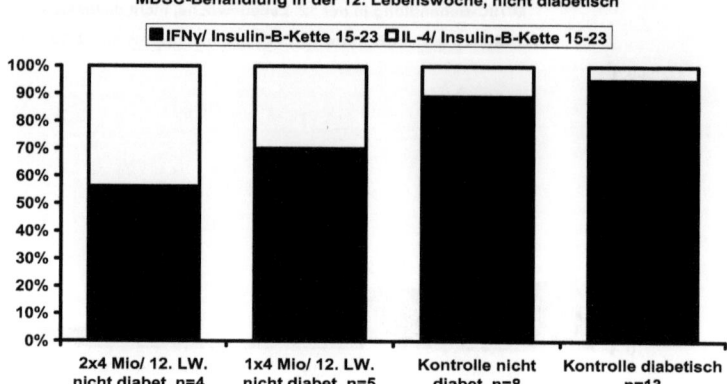

Diagramm 12: Verhältnis Th1- zu Th2-polarisierten Lymphozyten bei Stimulation mit Insulin-B-Kette 15-23, vergleich der Gruppen aus Diagramm 11

Das Polarisierungsmuster nach Behandlung in der späten Phase der Insulitis verhielt sich invers zum Polarisierungsmuster nach Behandlung in der frühen Phase der Insulitis (Diagramm 13):

Anders als bei Transfer in der frühen Phase blieb der Anteil Th_1-polarisierter Lymphozyten annähernd unverändert, während der Anteil Th_2-polarisierter Lymphozyten bei Stimulation mit der Insulin-B-Kette 15-23 korrelierend zur Erhöhung der Gesamtdosis anstieg.

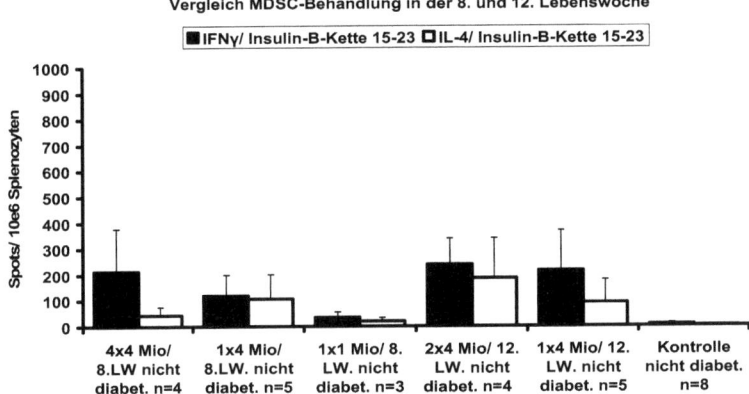

Diagramm 13: ELISpots nach Stimulation mit Insulin-B-Kette 15-23; Nicht diabetische Mäuse, die in der späten Phase der Insulitis (12. Lebenswoche) mit MDSC behandelt worden waren, verglichen mit nicht diabetischen Mäusen, die in der frühen Phase der Insulitis (8. Lebenswoche) mit MDSC behandelt wurden. Gegenüberstellung mit der nicht diabetischen Kontrolle

Eine Stimulation mit der Insulin-B-Kette 9-23 (MHC-Klasse II restringiert) zeigte bei MDSC-Behandlung in der späten Phase der Insulitis trotz eines Anstiegs des Anteils Th_2-polarisierter Lymphozyten ein Überwiegen Th_1-polarisierter Lymphozyten, wobei keine eindeutig Verschiebung des verhältnismäßigen Polarisationsmusters zu erfassen war (Diagramm 14 und 15). Bezogen auf die diabetische und nicht diabetische Kontrolle zeigte sich ein annähernd ähnliches Verhältnis Th_1- zu Th_2- polarisierter Lymphozyten. Bei Vergleich der absoluten Anzahl IFNγ und IL-4 sezernierender Splenozyten konnte ein Anstieg um den Faktor 3 (Diagramm 14) bei zweimaliger Behandlung detektiert werden. Auch bei Stimulation mit diesem Antigen zeigte sich bei Vergleich mit der diabetischen Kontrolle in beiden Behandlungsarmen eine Erhöhung der Anzahl IFNγ und IL-4 sezernierender Splenozyten (IFNγ: $4 \cdot 10^6$ MDSC nicht signifikant, $8 \cdot 10^6 = 2 \times 4 \cdot 10^6$ MDSC p=0,0014; IL-4: $4 \cdot 10^6$ MDSC p=0,0035, $8 \cdot 10^6 = 2 \times 4 \cdot 10^6$ MDSC p=0,0011). Bei Vergleich mit der nicht diabetischen Kontrolle war lediglich der Anstieg IL-4 sezernierender Lymphozyten nach repetitiver Behandlung signifikant (p=0,0115).

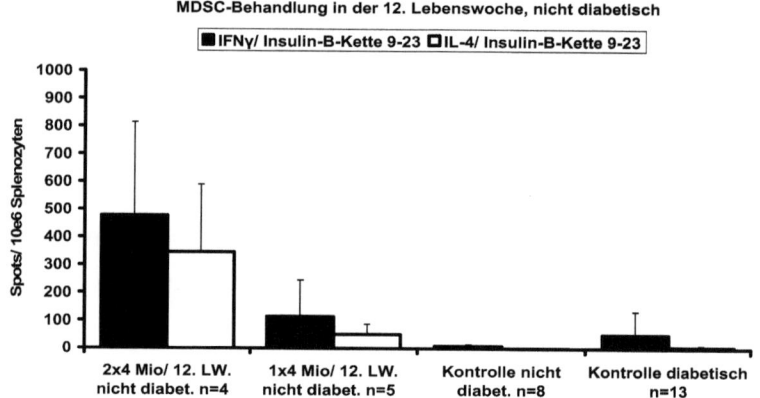

Diagramm 14: *ELISpots nach Stimulation mit Insulin-B-Kette 9-23; Nicht diabetische Mäuse, die in der späten Phase der Insulitis (12. Lebenswoche) mit MDSC behandelt worden waren, verglichen mit nicht diabetischen und diabetischen Kontrolltieren*

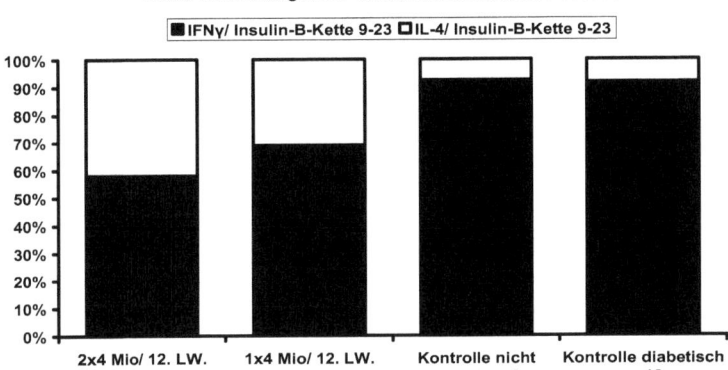

Diagramm 15: *Verhältnis Th1- zu Th2-polarisierten Lymphozyten bei Stimulation mit Insulin-B-Kette 9-23, vergleich der Gruppen aus Diagramm 14*

Bei Vergleich mit einer Behandlung in der 8. Lebenswoche fiel auf, dass im Falle einer Behandlung in der 12. Lebenswoche bei Stimulation mit der Insulin-B-Kette 9-23 sich die eine Verschiebung zugunsten einer Th_2-Polarisierung per Dosiserhöhung nicht reproduzieren ließ (Diagramm 16).

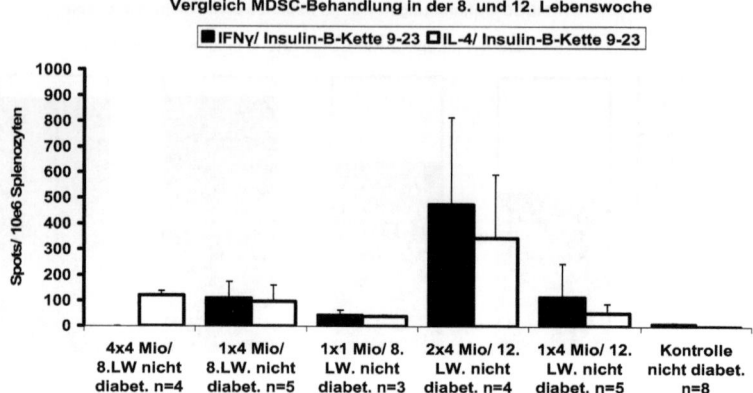

Diagramm 16: ELISpots nach Stimulation mit Insulin-B-Kette 9-23; Nicht diabetische Mäuse, die in der späten Phase der Insulitis (12. Lebenswoche) mit MDSC behandelt worden waren, verglichen mit nicht diabetischen Mäusen, die in der frühen Phase der Insulitis (8. Lebenswoche) mit MDSC behandelt wurden. Gegenüberstellung mit der nicht diabetischen Kontrolle

Nach einer Stimulation der Splenozyten in der 30. Lebenswoche mit NRP-A7 (MHC-Klasse I resringiert) zeigten die ELISpots bezogen auf die nicht diabetische Kontrolle folgendes Profil:
Die Anzahl der IL-4 produzierenden Lymphozyten übertraf die Anzahl IFNγ produzierender Lymphozyten, wobei das Verhältnis IFNγ produzierender Zellen dosisabhängig zu Gunsten der IL-4 produzierenden Zellen verschoben wurde (Diagramm 17 und 18): Eine einmalige Gabe von $4 \cdot 10^6$ MDSC in der 12. Lebenswoche bewirkte bei protektierten Tieren ein Verhältnis von IFNγ zu IL-4 produzierenden Splenozyten von 1:1,3, eine repetitive Gabe von $4 \cdot 10^6$ MDSC in der 12. und 14. Lebenswoche bewirkte ein

Verhältnis von 1:9 (nicht diabetische Kontrolle 6:1; Diagramm 18). Ein signifikanter Anstieg der Gesamtzahl nach Stimulation mit NRP-A7 war nur bezogen auf die Anzahl Th$_2$-polarisierter Lymphozyten im Vergleich zur diabetischen ($4 \cdot 10^6$ MDSC p<0,0001, $8 \cdot 10^6 = 2 \times 4 \cdot 10^6$ MDSC p<0,0001) und nicht diabetischen Kontrolle ($4 \cdot 10^6$ MDSC p=0,0009, $8 \cdot 10^6 = 2 \times 4 \cdot 10^6$ MDSC p<0,0001) zu erfassen.

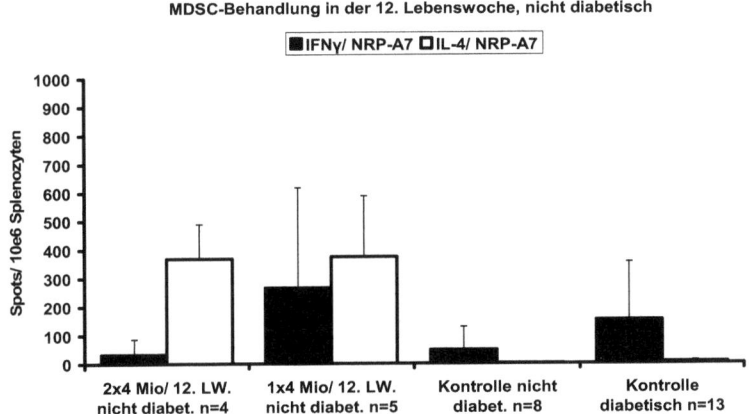

Diagramm 17: *ELISpots nach Stimulation mit NRP-A7; Nicht diabetische Mäuse, die in der späten Phase der Insulitis (12. Lebenswoche) mit MDSC behandelt worden waren, verglichen mit diabetischen und nicht diabetischen Kontrolltieren*

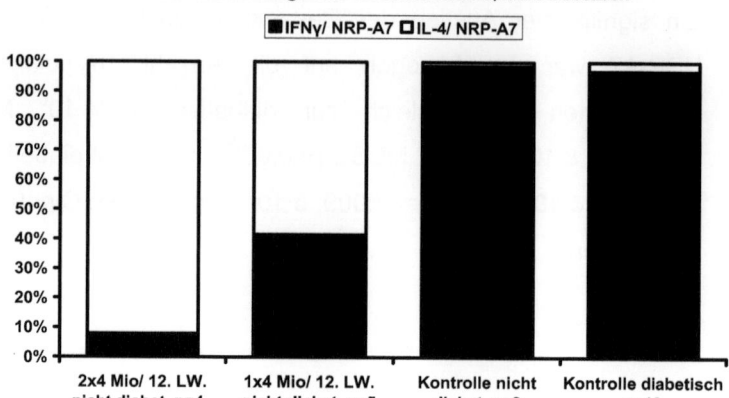

Diagramm 18: *Verhältnis Th1- zu Th2-polarisierten Lymphozyten bei Stimulation mit NRP-A7, vergleich der Gruppen aus Diagramm 17*

Ebenfalls wurde die Anzahl der Th_1- und Th_2-polarisierten Lymphozyten der Gruppe, die in der frühen Phase der Insulitis mit MDSC behandelt worden waren, übertroffen (signifikant bei $8 \cdot 10^6 \cdot 10^6$ MDSC/12. Lebenswoche vs. $16 \cdot 10^6$ MDSC/8. Lebenswoche p=0,0477 und $8 \cdot 10^6 \cdot 10^6$ MDSC/12. Lebenswoche vs. $1 \cdot 10^6$ MDSC/8. Lebenswoche p=0,0153). Die dosisabhängige Verschiebung des Th_1/Th_2-Profils war nach MDSC-Gabe in der fortgeschrittenen Insulitis vergleichbar mit der Verschiebung nach MDSC-Gabe in der frühen Phase der Insulitis (Diagramm 19).

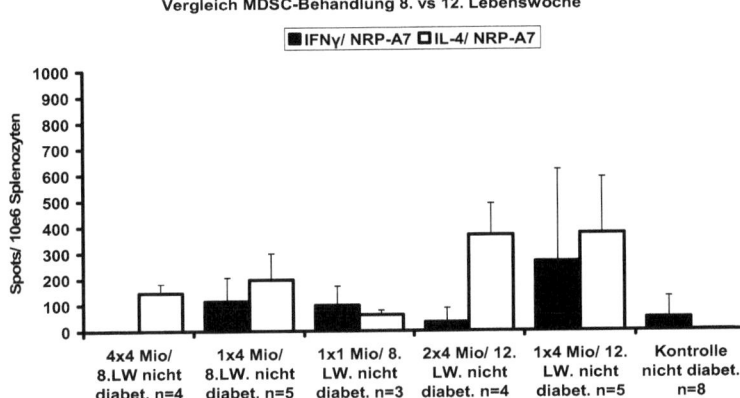

Diagramm 19: ELISpots nach Stimulation mit NRP-A7; Nicht diabetische Mäuse, die in der späten Phase der Insulitis (12. Lebenswoche) mit MDSC behandelt worden waren, verglichen mit nicht diabetischen Mäusen, die in der frühen Phase der Insulitis (8. Lebenswoche) mit MDSC behandelt wurden. Gegenüberstellung mit der nicht diabetischen Kontrolle

4.1.3 Feingewebliche Untersuchungen des Pankreas

4.1.3.1 Histologische Untersuchungen des Pankreas (Hämatoxylin/Eosin-Färbung): Erhöhung des Anteils peripher infiltrierter Langerhansinseln nach MDSC-Behandlung bei unverändertem Anteil komplett infiltrierter Inseln

HE-Histologien der Pankreata MDSC behandelter NOD-Mäuse und von Kontrolltieren wurden dreimalig „verblindet" nach den unter 3.3.3 beschriebenen Kriterien zur Beurteilung des Ausmaß der Inflammation des endokrinen Pankreas ausgewertet.

Die Histologien stammten aus folgenden Gruppen:

$1 \cdot 10^6$ MDSC (Behandlung in der 8. Lebenswoche/Frühphase der Insulitis) n=4; $4 \cdot 10^6$ MDSC (Behandlung in der 8. Lebenswoche/Frühphase der Insulitis) n=6; $4 \cdot 10^6$ (Behandlung in der 12. Lebenswoche/Spätphase der Insulitis) n=6.

Es erfolgte ein Vergleich mit n=5 nicht diabetischen und n=5 diabetischen Kontrolltieren. Durchschnittlich wurden pro Maus 30 Langerhansinseln erfasst.

Zunächst wurde das Ausmaß der Infiltration zusammengefasst, also unabhängig von dem Behandlungszeitpunkt und der applizierten Dosis, betrachtet (Diagramm 20). Bei Vergleich mit der nicht diabetischen Kontrolle war eine Erhöhung der Fraktion peripher infiltrierter Langerhansinseln um den Faktor 3 (48,5% bei MDSC-Behandlung vs. 14,4% ohne Behandlung; p<0,0001) bei gleichzeitiger Reduktion des Anteils nicht infiltrierter Langerhansinseln um die Hälfte (26,2% bei MDSC-Behandlung vs. 53,1% ohne Behandlung; p=0,0002) zu erfassen. Der Anteil komplett infiltrierter Langerhansinseln nach Behandlung mit MDSC war zudem bei Vergleich mit der nicht diabetischen Kontrolle reduziert (nicht signifikant).

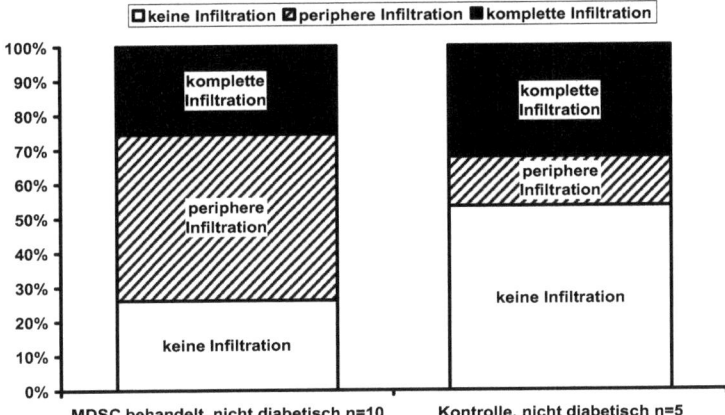

Diagramm 20: Infiltration der Langerhansinseln prozentual, nicht diabetische NOD-Mäuse nach MDSC-Transfer verglichen mit nicht diabetischen Kontrolltieren

Obwohl sich bei Vergleich mit der diabetischen Kontrolle nach MDSC-Behandlung keine Erhöhung der nicht infiltrierten Inseln zeigte (26,2% nach MDSC-Behandlung vs. 35,5% diabetische Kontrolle, Unterschied nicht signifikant), war eine Reduktion der komplett infiltrierten Fraktion (25,3% vs. 41,8% p=0,0003) zur erfassen. Dies war auf eine signifkante Erhöhung des Anteils peripher infiltrierter Langerhansinseln im Vergleich zur diabetischen Kontrolle zurückzuführen (48,5% vs. 22,7%; p<0,0001).

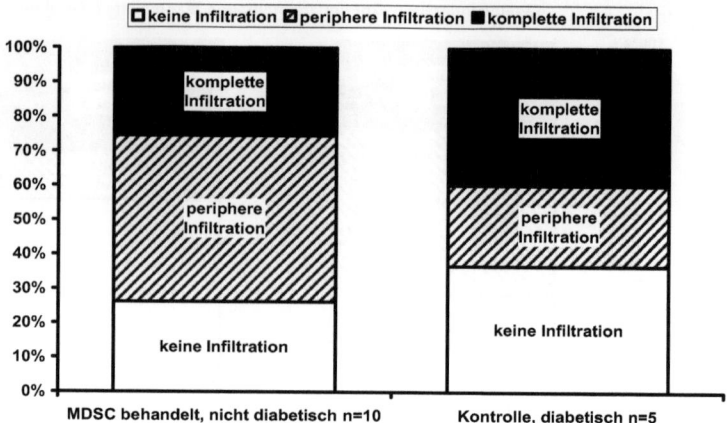

Diagramm 21: *Infiltration der Langerhansinseln prozentual, nicht diabetische NOD-Mäuse nach MDSC-Behandlung verglichen mit diabetischen Kontrolltieren*

Bei Vergleich der MDSC-Subgruppen zeigte sich bei Behandlung in der frühen Phase der Insulitis eine signifikante, dosisabhängige Erhöhung der Fraktion peripher infiltrierter Inseln bei konsekutiver Erniedrigung des komplett infiltrierten Anteils (Diagramm 22; Vergleich komplette Infiltration zwischen Behandlung mit $1 \cdot 10^6$ und $4 \cdot 10^6$ MDSC: $p<0,0001$; Vergleich periphere Infiltration: $p<0,0001$). Eine Behandlungsdosis von $4 \cdot 10^6$ MDSC in der fortgeschrittenen Insulitis erbrachte lediglich ein Infiltrationsmuster, wie es nach Behandlung mit $1 \cdot 10^6$ MDSC in der frühen Insulitis zu erzielen war (Diagramm 22).

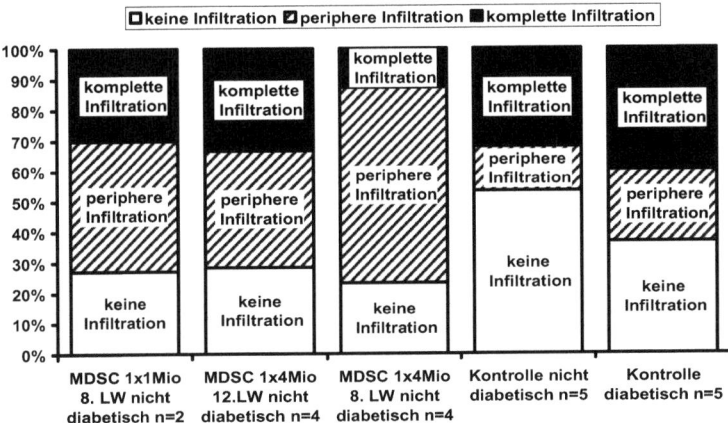

Diagramm 22: Infiltration der Langerhansinseln prozentual nicht diabetische NOD-Mäusen nach MDSC-Behandlung, Subgruppenvergleich

Zusammenfassend zeigte sich, dass die Fraktion der peripher infiltrierten Langerhansinseln gegenüber den anderen Fraktionen bei nicht diabetischen, MDSC-behandelten NOD-Mäusen überrepräsentiert war, wobei dieser Unterschied am stärksten bei der Gruppe war, die in der 8. Lebenswoche mit $4 \cdot 10^6$ MDSC behandelt wurde (Diagramm 22). Am geringsten war der Anteil peripher infiltrierter Langerhansinseln bei der Gruppe, die in der 12. Lebenswoche mit $4 \cdot 10^6$ MDSC behandelt worden war (Diagramm 22).

Hervorzuheben ist, dass ~80% aller Langerhansinseln bei protektierten NOD-Mäusen nach MDSC-Behandlung eine lymphozytäre Infiltration aufwiesen (Diagramm 20 und 21). Bei der diabetischen Kontrolle waren demgegenüber lediglich ~60% aller Inseln infiltriert, wobei die Fraktion peripher infiltrierter Inseln niedriger lag als bei protektierten behandelten Tieren (Diagramm

21). Die Periinsulitis könnte daher eine Art „protektive Insulitis" darstellen, wobei ein direkter Zusammenhang zur MDSC-Behandlung wahrscheinlich erscheint. Die peripher infiltrierten Langerhansinseln wurden daher „verblindet" lichtmikroskopisch auf das Vorhandensein von mononukleären Zellen untersucht, die eine für MDSC typische ringförmige Kernmorphologie aufweisen. In den peripheren Infiltraten von zwei protektierten NOD-Mäusen, die in der 12. Lebenswoche mit $4 \cdot 10^6$ MDSC behandelt worden waren, ließen sich Zellen mit der genannten Kernmorphologie nachweisen (Abb. 8), weshalb in weiterer Folge eine systematische Untersuchung mittels Immunhistochemie (siehe 4.1.3.2) zur Verifizierung dieser Beobachtung durchgeführt wurde.

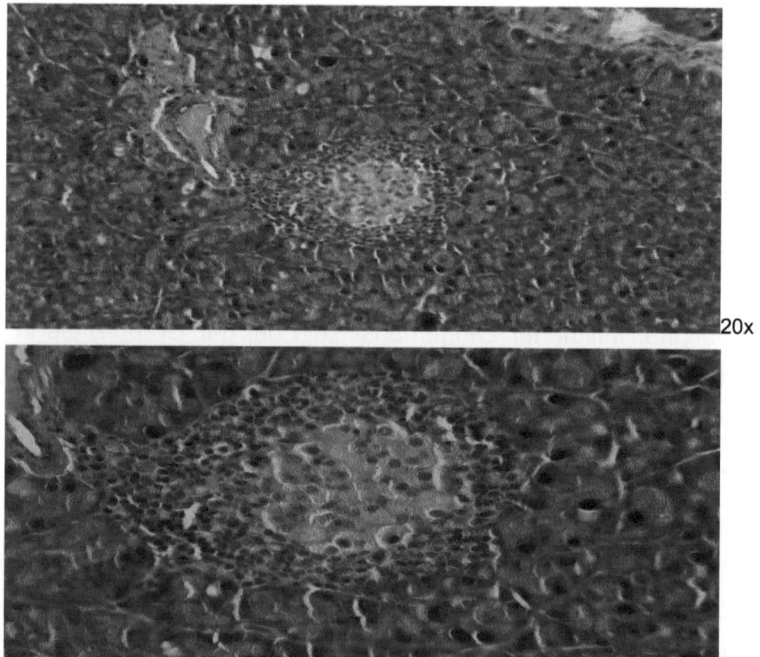

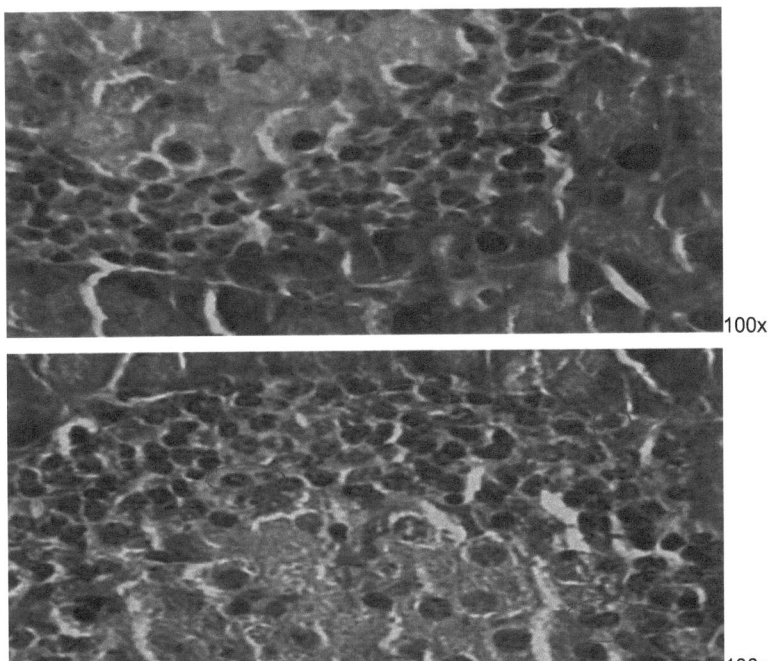

Abb. 4: Photographien von HE-Schnitte von mit MDSC behandelten Tieren, eingekreist sind hier die Zellen, die ihrer Morphologie nach MDSC entsprechen (vergleichbar mit den sog. „Ringzellen" aus Biermann H, Pietz B, Dreier R, Schmid KW, Sorg C Sunderkötter C, Journal of Leukocyte Biology 1999, Vol. 65, 217-231). Verschiedene Vergrößerungen

4.1.3.2 Immunhistochemische Untersuchungen des Pankreas: Nachweis von iNOS-sezernierenden Zellen am Randsaum von Langerhansinseln – Hinweis auf einen potentiellen Wirkort

Für die immunhistochemischen Analysen zum Nachweis von MDSC mittels iNOS und Gr-1 am Randsaum der Langerhansinslen kenntlich anhand des sezernierten Insulins wurden 6 Wochen alten NOD-Mäusen $4 \cdot 10^6$ MDSC i.v. verabreicht. Die Pankreata wurden zu folgenden Zeitpunkten entnommen: 24 h (n=3), 3 Tage (n=3) und 7 Tage (n=3) nach Applikation. Des Weiteren wurden die Pankreata 30. Wochen alter NOD-Mäuse, die durch eine Behandlung mit $4 \cdot 10^6$ MDSC in der 12. Lebenswoche vor einer Diabetesmanifestation protektiert waren, immunhistochemisch untersucht. Als Kontrollgruppe dienten unbehandelte, nicht diabetische NOD-Mäuse im Alter von 30 Wochen (n=3).

Zunächst wurden Protokoll 1 und 2 (siehe 3.3.4) miteinander verglichen. Hierbei zeigte Protokoll 1 (Abb. 5) ein ungünstiges Verhältnis von Absättigung nicht-Untersuchungs-relevanter Strukturen (z.B. exokrines Pankreas) und der gesuchten Zielstrukturen (extrazelluläres Insulin, Gr-1, iNOS), was sich durch Titrierung nur unzureichend bessern ließ.

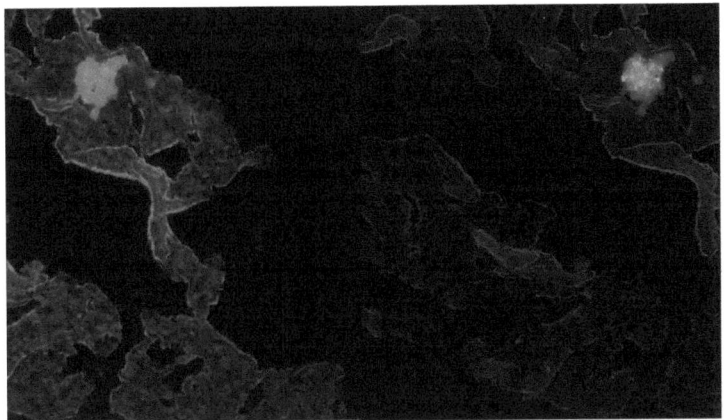

Abb. 5: *Photographische Aufnahme einer immunhistochemischen Analyse des Pankreas. Insulin (rechts, grün), Gr-1 (links, rot), 40-fache Vergrößerung, Applikation von $4 \cdot 10^6$ MDSC in nicht diabetische, 6 Wochen alte NOD-Mäuse, Organentnahme am 3. Tagen nach MDSC-Applikation; Keine eindeutige Identifizierung der Zielstrukturen*

Ein Nachweis von MDSC am Saum der Langerhansinseln war daher mit diesem Protokoll technisch nicht möglich.

Das Absättigen exokriner Strukturen durch sequentielle Avidin-Biotin-Applikation (Protokoll 2) erwies sich als vorteilhaft, weshalb die weiteren Analysen nach Protokoll 2 angefertigt wurden. Zusätzlich zu den o.g. Antikörpern wurde DAPI-Färbungen zur besseren Abgrenzung der zellulären Strukturen durchgeführt. Hierdurch war eine genauere Identifizierung der Langerhansinseln anhand der charakteristischen Anordnung der Zellkerne möglich.

Folgende Antikörperkonzentrationen zeigten hierbei ein ausreichend günstiges Verhältnis von Hintergrundfärbung durch unspezifische Antikörperbindung zur spezifischen Anfärbung der gesuchten Antigene in den Zielstrukturen:

Primärer Antikörper (Anti-Maus)	Sekundärer Antikörper	Tertiärer Antikörper
Hase-anti-iNOS 1:100	Anti-Hase Alexa Fluor 488nm 1:300	Ø
Ratte-anti-Gr-1-FITC 1:100	Ziege-anti-Ratte-biotiniliert 1:1000	Streptavidin Alexa 488nm 1:1000
Ratte-anti-CD11b-FITC 1:100	Ziege-anti-Ratte-biotiniliert 1:1000	Streptavidin Alexa 488nm 1:1000
Meerschwein-anti-Schweine-Insulin 1:100	Hase-anti-Meerschwein-TRITC 1:150	Ø
DAPI 1:1000	Ø	Ø

Tabelle 9: Optimale Konzentration der verwendeten Antikörper

Es gelang der Nachweis iNOS produzierender Zellen im Randsaum einer Langerhansinsel bei einer 30 Wochen alten Maus, die in der 12. Lebenswoche mit MDSC behandelt worden war. Ein representatives Beispiel findet sich in Abb. 6. Aufgrund der Tatsache, dass iNOS ein für MDSC charakteristisches Enzym ist, sind diese Zellen als MDSC zu werten.

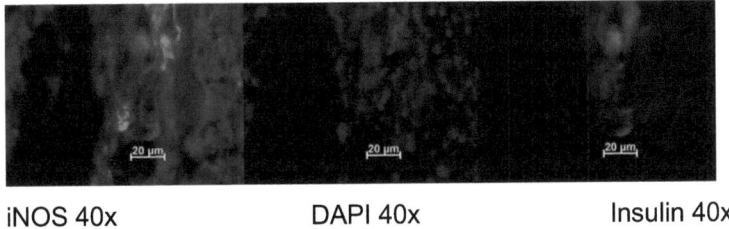

iNOS 40x　　　　　　DAPI 40x　　　　　　Insulin 40x

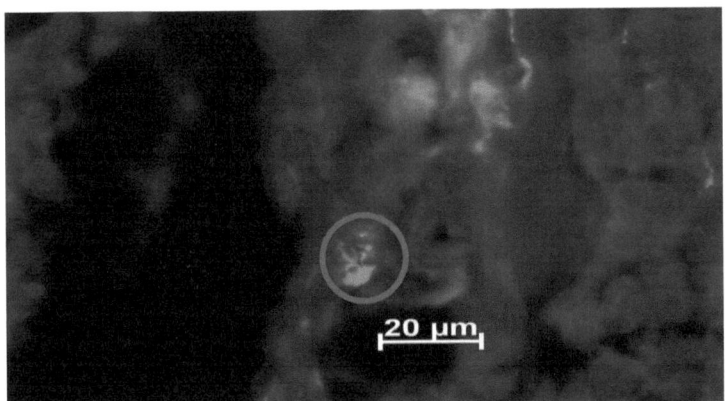

Überlagerung (Merge): Blau: DAPI, Rot: Insulin, Grün: iNOS

Abb. 6: *Photographische Aufnahme einer Pankreasinsel mit iNOS produzierender Zelle am Saum (rot eingekreist), Donor: 30 Wochen alte NOD-Maus, nicht diabetisch, $4 \cdot 10^6$, MDSC-Behandlung in der 12. Lebenswoche*

Da ein derartiger Nachweis von MDSC allerdings nicht systematisch bei allen MDSC-behandelten Tieren erbracht werden konnte, ist dieses Ergebnis lediglich als Hinweis auf einen Wirkort von MDSC bei der Diabetesprävention einzustufen.

4.1.4 FACS-Analysen der Milz: Erhöhung des Anteils CD11b$^+$ Gr-1$^+$ MDSC 7 Tage nach i.v.-Applikation

Da die Splenozytensuspensionen nach MDSC-Behandlung eine erhöhte Anzahl mononukleärer Zellen im Vergleich zur unbehandelten Kontrolle aufwiesen, wurde per FACS-Analysen untersucht, ob dies auf eine erhöhte Frequenz von MDSC in der Milz nach MDSC-Behandlung zurückzuführen ist. Des Weiteren wurde untersucht, ob es durch MDSC-Behandlung zur Erhöhung anderer mononuklärer Zellen kommt, die im Folgenden aufgelistet sind:

Regulatorische T-Zellen, unreife T-Zellen, B-Zellen, T-Effektorzellen, plasmazytoide dendritische Zellen, natürliche Killerzellen. Die eingesetzten Antikörperkombinationen sind Tabelle 5, 3.3.2 zu entnehmen. Hierfür wurden 6 Wochen alten NOD-Mäusen (n=2) nach Ausschluss einer Glucosurie 4·10^6 MDSC i.v. appliziert. Die Milzen wurden 7 Tage nach Applikation zur Analyse der Splenozytensuspension entnommen. Zum Vergleich diente die Splenozytensuspension einer 6 Wochen alten, nicht diabetischen NOD-Maus. Per FACS-Analyse war nur eine quantitative Veränderung der MDSC (Coexpression von CD11b und Gr-1) um den Faktor ~1,5 (52,2%) zu erfassen (Abb. 7).

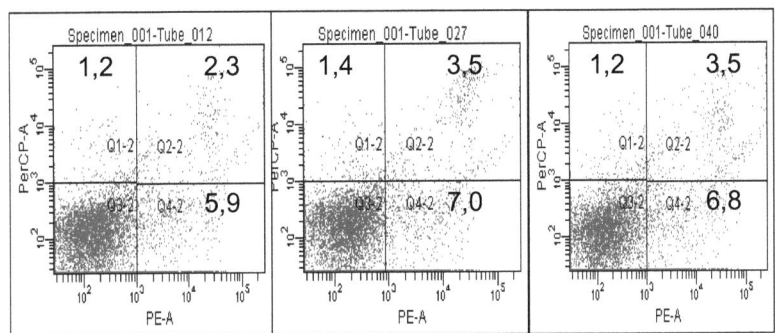

Abb. 7: Von links nach rechts: Unbehandelte Kontrollmaus, mit 1x4·10⁶ MDSC behandelte Maus, mit 1x4·10⁶ MDSC behandelte Maus
FACS-Analyse der in der Milz enthaltenen Zellen, CD11b (PerCP-markiert) im Forwardscatter, Gr-1 (PE-markiert) im Sidewardscatter, auf monozytäre Zellen gegated, Dot-Plot-Darstellung. Vergleich MDSC-Applikation vs. naiv. Die doppelt positiven Zellen (Quadrant Q2-2) stellen die Zellen dar, die die für MDSC charakteristische Coexpression von Gr-1 und CD11b aufweisen

Die übrigen genannten Zellfraktionen blieben quantitativ unverändert. Diese Ergebnisse wurden als Hinweis auf eine Umverteilung von MDSC in die Milz bei i.v. Applikation gewertet.

4.2 Ergebnisse MCS-18

4.2.1 Dosisabhängige Reduktion der Diabetesinzidenz bei Behandlung mit MCS-18 in der frühen Phase der Insulitis

Die Behandlung von NOD-Mäusen mit MCS-18 erfolgte in folgenden Gruppen (erste Injektion i.p. in der 8. Lebenswoche):

- 2x700 µg in 7 Einzeldosen (zeitlicher Abstand zwischen den einzelnen Injektionen 48 h) à 100 µg, 2. Zyklus 2 Wochen nach dem 1. Zyklus, n=10
- 2,8 mg in 7 Einzeldosen (zeitlicher Abstand zwischen den einzelnen Injektionen 48 h) à 400 µg, n=9
- 5 mg in 5 Einzeldosen (zeitlicher Abstand zwischen den einzelnen Injektionen 48 h) à 1 mg, n=9
- 10 mg in 5 Einzeldosen (zeitlicher Abstand zwischen den einzelnen Injektionen 48 h) à 2 mg, n=10

Wie Diagramm 23 zu entnehmen ist, zeigten die behandelten NOD-Mäuse bezogen auf die bereits unter 3.2.2 abgehandelte Kontrollgruppe eine dosisabhängige Verringerung der Diabetesinzidenz (Ausnahme: Behandlung mit 7x400 µg).
Die maximale Protektionsrate durch MCS-18 betrug 60% bis zur 30. Lebenswoche (5x2mg, p=0,0435), die minimale Protektionsrate 38% (7x400 µg, p=0,0441).

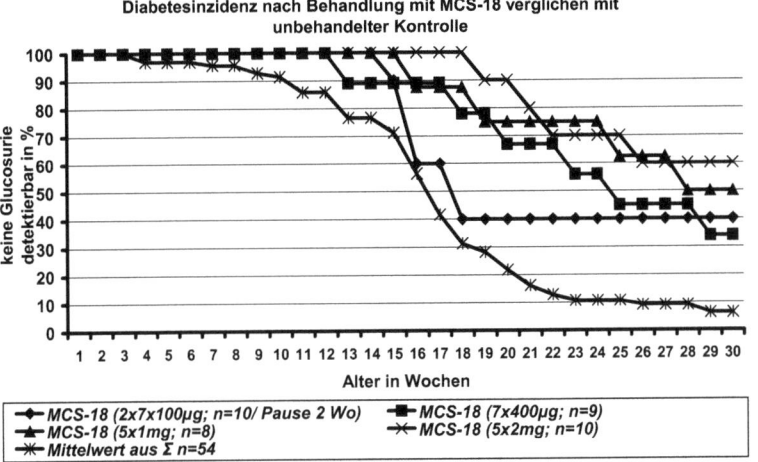

Diagramm 23: *Dosisabhängige Reduktion der Diabetesinzidenz bis zur 30. Lebenswoche*

4.2.2 Untersuchung mononukleärer Zellen der Milz

4.2.2.1 Quantitative Analysen: Reduktion der Anzahl mononukleärer Zellen durch MCS-18 Behandlung

Zunächst erfolgte eine quantitative Analyse des Einflusses einer MCS-18-Behandlung auf die Lymphozytenpopulation in der Milz. Analysiert wurde der Einfluss einer Behandlung mit 7x400 µg (= 2,8 mg Gesamtdosis) MCS-18 und 5x2 mg (= 10 mg Gesamtdosis) MCS-18 in der 8. Lebenswoche.

Hierbei zeigte sich bei Vergleich mit der nicht diabetischen Kontrolle eine Reduktion um mehr als das zweifache (5x2 mg MCS-18) bzw. mehr als das vierfache (7x400 µg MCS-18). Diese Unterschiede waren allerdings nicht signifikant.

Wie Diagramm 24 zu entnehmen ist, zeigte sich bei Vergleich mit der diabetischen Kontrolle eine signifikante Reduktion um den Faktor ~3 (2x5 mg; p= 0,0177) bzw. um den Faktor ~6 (7x400 µg; p= 0,0093).

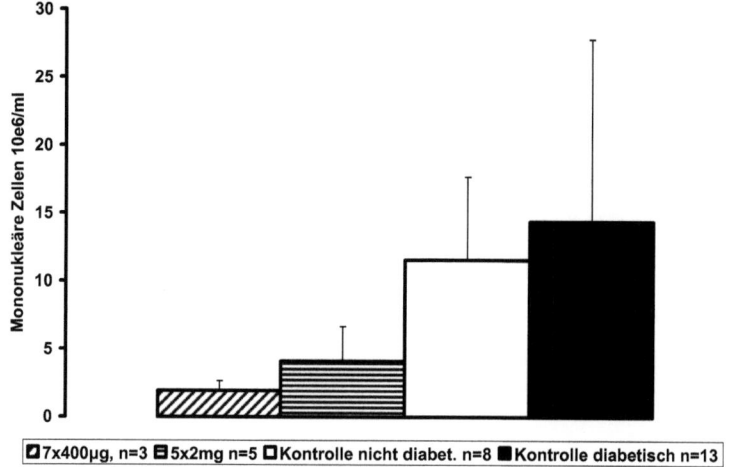

Diagramm 24: *Nicht diabetische NOD-Mäuse, MCS-18-Behandlung in der frühen Phase der Insulitis (8. Lebenswoche), lichtmikroskopische Auszählung der mononukleären Zellen nach Lyse der roten Blutkörperchen; Vergleich mit nicht diabetischen Kontrolltieren*

4.2.2.2 Analyse des antigenspezifischen Zytokinmusters mittels ELISpot: Dosisabhängige Reduktion der Anzahl Th_1-polarisierter Splenozyten

Wie unter 4.1.2.2 erfolgte eine Analyse der Beeinflussung der antigenspezifischen Th_1-/Th_2-Polarisierung durch eine MCS-18-Behandlung mittels ELISpot. Hierbei wurden ebenfalls die

Antigene Insulin-B-Kette 15-23 (MHC-Klasse-I restringiert), Insulin-B-Kette 9-23 (MHC-Klasse-II restringiert) und NRP-A7 (MHC-Klasse-I restringiert) zur Stimulation verwendet. Verglichen wurden protektierte NOD-Mäuse, die mit 7x400 µg (n=3) und 5x2 mg (n=5) MCS-18 behandelt worden waren, mit der diabetischen (n=5) und der nicht diabetischen Kontrollgruppe (n=5).

Nach Stimulation mit der Insulin-B-Kette 15-23 zeigte sich eine dosissensitive Reduktion des Anteils Th_1-polarisierter Lymphozyten, wobei die Anzahl IFNγ sezernierender Splenozyten bei Behandlung mit 7x400 µg MCS-18 jener der diabetischen Kontrolle entsprach (Daigramm 25). Die Th_1-polarisierten Splenozyten waren nach Behandlung mit 5x2 mg bei o.g. Antigenstimulation signifikant supprimiert (Diagramm 25; Vergleich mit der diabetischen Kontrolle p=0,0307; Vergleich mit der nicht diabetischen Kontrolle p=0,0331). Wie Diagramm 26 zu entnehmen ist, zeigte sich verhältnismäßig eine dosissensitive Verschiebung des Th_1-/Th_2-Polarisierungsmusters, wobei nach Behandlung mit 5x2 mg der Anteil Th_2-polarisierter Splenozyten überwog. Die Erhöhung des Anteils IL-4 sezernierender Splenozyten verhielt sich invers zur applizierten Dosis (Behandlung mit 5x2 mg kein signifikanter Unterschied, 7x400 µg Vergleich mit diabetischer Kontrolle p<0,0001, Vergleich mit nicht diabetischer Kontrolle p<0,0001).

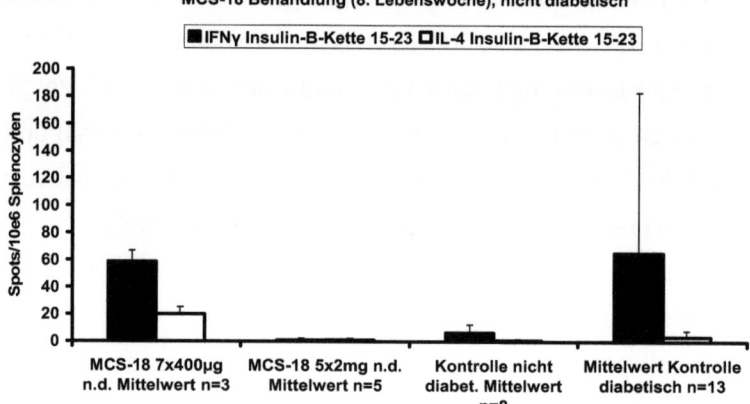

Diagramm 25: ELISpots nach Stimulation mit Insulin-B-Kette 15-23, Vergleich mit diabetischer und nicht diabetischer Kontrolle

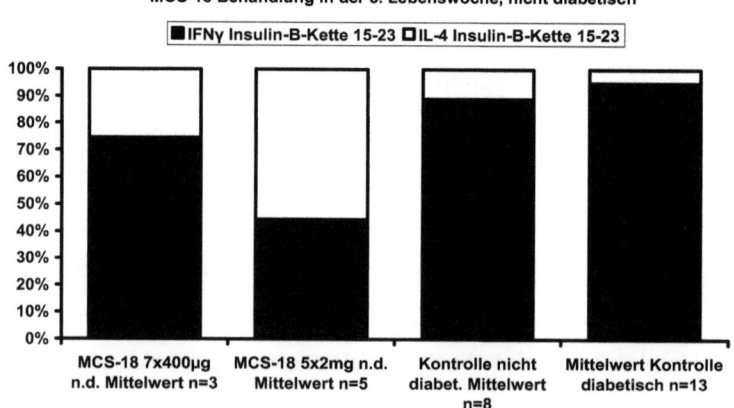

Diagramm 26: Prozentualer Vergleich der Zytokinantwort auf Stimulation mit Insulin-B-Kette 15-23, Vergleich der Gruppen aus Diagramm 25

Auch bei Stimulation mit der Insulin-B-Kette 9-23 zeigte sich eine dosissensitive Reduktion der Th_1-polarisierten Milz-Lymphozyten, allerdings nur nach Behandlung mit 5x2 mg MCS-18 (Diagramm 27; Vergleich mit der diabetischen Kontrolle p=0,0184, Vergleich mit der nicht diabetischen Kontrolle p=0,0350). Eine Behandlung mit 7x400 µg bewirkte demgegenüber eine Erhöhung Th_1-polarisierter Splenozyten (nicht signifikant). Wie auch bei Stimulation mit der Insulin-B-Kette 15-23 zeigte sich eine Erhöhung der Th_2-polarisierten Lymphozyten invers zur applizierten Dosis (Diagramm 28; 7x400 µg MCS-18 Vergleich mit der nicht diabetischen Kontrolle p<0,0001, Vergleich mit der diabetischen Kontrolle p<0,0001). Bei verhältnismäßigem Vergleich zeigte sich eine Verschiebung des Th_1-/Th_2-Polarisierungsmusters zugunsten einer Th_2-Polarisierung nach Behandlung mit MCS-18, wobei dieser Unterschied unabhängig von der applizierten Dosis war (Diagramm 28).

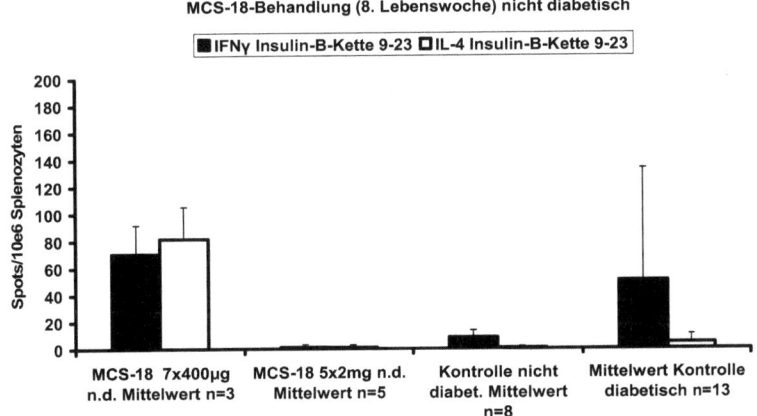

Diagramm 27: ELISpots nach Stimulation mit Insulin-B-Kette 9-23, Vergleich mit diabetischer und nicht diabetischer Kontrolle

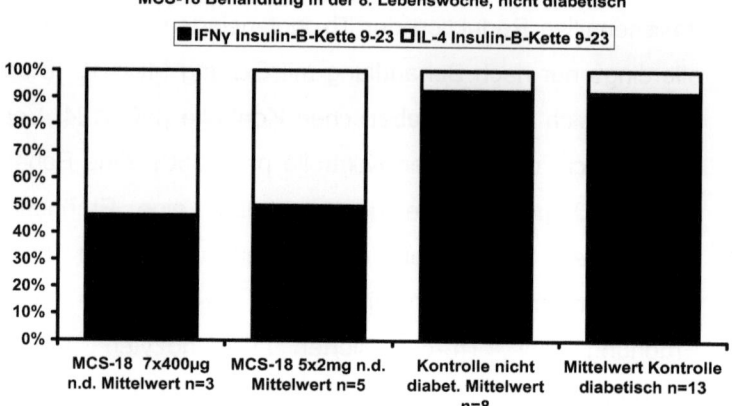

Diagramm 28: *Prozentualer Vergleich der Zytokinantwort auf Stimulation mit Insulin-B-Kette 9-23, Vergleich der Gruppen aus Diagramm 27*

Auch nach Stimulation mit NRP-A7 konnte ein Einfluss einer MCS-18-Behandlung auf die Polarisation der Lymphozyten festgestellt werden, der den Ergebnissen der anderen Stimulationen ähnelte:

Wie Diagramm 29 zu entnehmen ist, zeigte sich wiederum eine dosissensitive Erniedrigung Th_1-polariserter Lymphozyten, wobei nach Behandlung mit 7x400 µg MCS-18 die Anzahl Th_1-polarisierter Lymphoyzten höher lag als bei der nicht diabetischen Kontrolle (nicht signifikant; Erniedrigung bei Vergleich mit der diabetischen Kontrolle p=0,0108; Erniedrigung nach Behandlung mit 5x2 mg MCS-18 bei Vergleich mit der nicht diabetischen und diabetischen Kontrolle p<0,0001). Des Weiteren war invers zur applizierten Dosis eine Erhöhung der Th_2-polarisierten Splenozyten zu erfassen (Diagramm 29; 7x400 µg MCS-18

Vergleich mit der diabetischen und nicht diabetischen Kontrolle p<0,0001). Verhältnismäßig zeigte sich auch bei Stimulation mit NRP-A7 eine Verschiebung des Th_1-/Th_2- Polarisierungsmusters zugunsten einer Th_2-Polarisierung, wobei nach Behandlung mit 5x2 mg verhältnismäßig der Anteil Th_1-polarisierter Lymphozyten überwog (Diagramm 30).

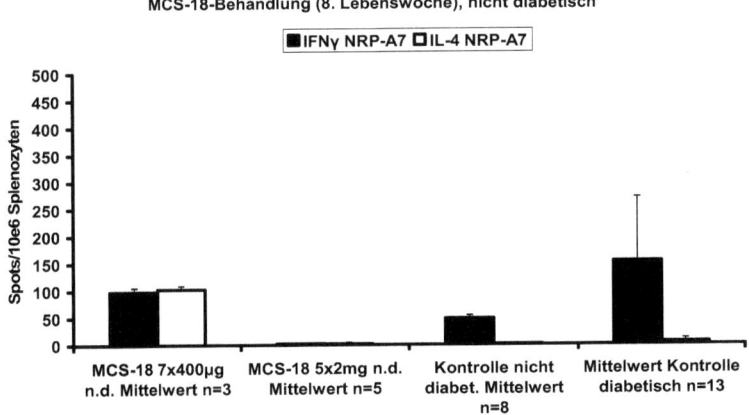

Diagramm 29: ELISpots nach Stimulation mit NRP-A7, Vergleich mit diabetischer und nicht diabetischer Kontrolle

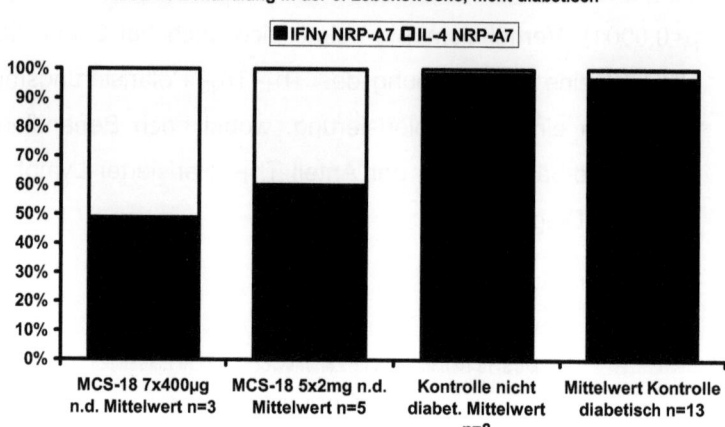

Diagramm 30: Prozentualer Vergleich der Zytokinantwort auf Stimulation mit NRP-A7, Vergleich der Gruppen aus Diagramm 29

4.2.3 Histologische Untersuchungen des Pankreas (Hämatoxylin/Eosin-Färbung): Dosissensitive Verminderung der Intrainsulitis durch MCS-18 Behandlung

Zur Erfassung des Ausmaßes der Lymphozyteninfiltration der Langerhansinseln wurden die HE-Schnitte des Pankreas unter denselben Bedingungen und nach denselben Kriterien wie unter 4.1.3.1 beschrieben ausgewertet.

Hierfür wurden Schnitte folgender, MCS-18 behandelter NOD-Mäuse analysiert, die bis zur 30. Lebenswoche vor einer Diabetesmanifestation protektiert waren:

MCS-18 5x1 mg n=5, MCS-18 5x2 mg n=5. Durchschnittlich wurden 30 Langerhansinseln pro Maus erfasst. Die zum Vergleich herangezogenen Kontrollgruppen wurden bereits unter 4.1.3.1 abgehandelt.

Wie anhand Diagramm 31 zu erkennen ist, zeigte sich bei Vergleich mit der diabetischen Kontrolle eine Erhöhung der Fraktion nicht infiltrierter Langerhansinseln (MCS-18 behandelt 47,6% vs. diabetische Kontrolle 35,5%; nicht signifikant) und peripher infiltrierten Langerhansinseln (MCS-18 behandelt 41,7% vs. diabetische Kontrolle 22,7%, p=0,0020) bei konsekutiver Verminderung der Fraktion komplett infiltrierter Inseln (MCS-18 behandelt 10,7% vs. diabetische Kontrolle 41,8%, p<0,0001).

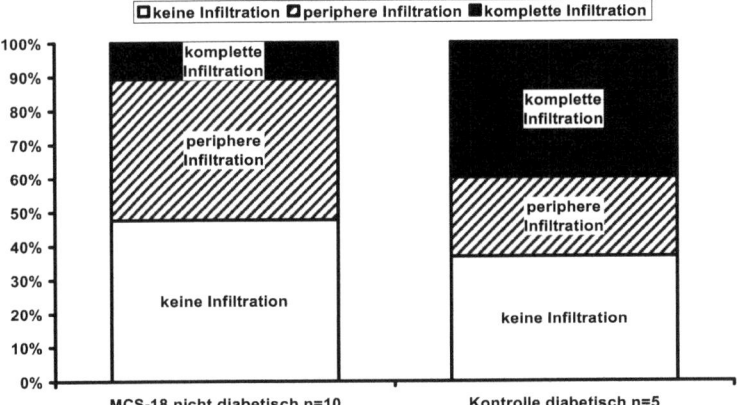

Diagramm 31: Vergleich mit der diabetischen Kontrolle: Verminderter Anteil komplett infiltrierter Langerhansinseln bei gleichzeitiger Erhöhung der nicht infiltrierten Fraktion nach Behandlung mit MCS-18

Bei Vergleich mit der nicht diabetischen Kontrolle (Diagramm 32) zeigte sich nach Behandlung mit MCS-18 eine Verminderung des Anteils komplett infiltrierter Langerhansinseln (MCS-18 behandelt 10,7% vs. Kontrolle 32,5%, p=0,0020) mit konsekutiver Erhöhung des Anteils peripher infiltrierter Inseln (MCS-18 behandelt 41,7%

vs. Kontrolle 14,4%, p<0,0001). Der Anteil von nicht infiltrierten Langerhansinseln war nach MCS-18-Behandlung nicht signifikant vermindert (MCS-18 behandelt 47,6% vs. Kontrolle 53,1%).

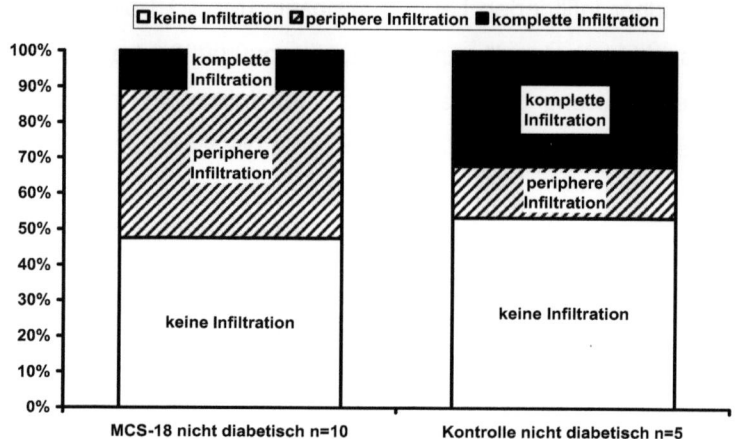

Diagramm 32: *Vergleich mit der nicht diabetischen Kontrolle: Verminderter Anteil komplett infiltrierter Langerhansinseln bei gleichzeitiger Erhöhung der peripher infiltrierten Fraktion nach Behandlung mit MCS-18*

Bei Analyse der Subgruppen ließ sich ein dosissensitiver Einfluss der MCS-18 Behandlung auf das Infiltrationsmuster feststellen (Diagramm 33):

Durch Verdoppelung der Dosis ließ sich der Anteil nicht infiltrierter Langerhansinseln weiter erhöhen (1 mg MCS-18 39,0% vs. 2 mg MCS-18 53,2%; nicht signifikant), konsekutiv sank der Anteil peripher infiltrierter Langerhansinseln (1 mg MCS-18 51,2% vs. 2 mg MCS-18 35,5%; nicht signifikant), während der Anteil komplett infiltrierter Inseln (1 mg MCS-18 9,8% vs. 2 mg MCS-18 11,3%; nicht signifikant) annähernd unverändert blieb.

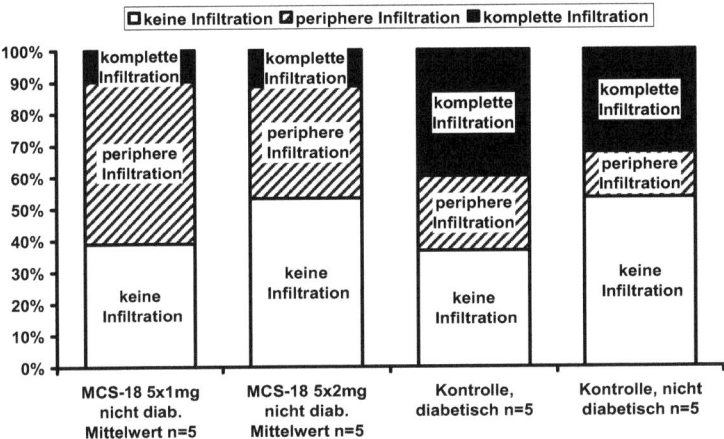

Diagramm 33: *Vergleich der Subgruppen MCS-18 behandelter, nicht diabetischer NOD-Mäuse (5x1mg n=5; 5x2mg n=5) mit nicht diabetischen (n=5) und diabetischen Kontrolltieren (n=5)*

5 Diskussion

5.1 Myeloide Suppressorzellen: Toleranzinduktion durch Antigen präsentierende Zellen als Therapiestrategie bei klassischen Autoimmunerkrankungen wie dem Diabetes mellitus Typ 1

MDSC stellen nach aktuellem Stand der Wissenschaft Vorläufer dendritischer Zellen dar, die sich durch ein besonderes immunsuppressives Potential vermittelt durch eine Vielzahl von Mechanismen und der Fähigkeit zur Antigenpräsentation auszeichnen. Während ihre Bedeutung bei der Etablierung solider Tumorverbände durch Kompromittierung des Immunsystems mittlerweile anerkannt ist (17), ist ihre Bedeutung bei Autoimmunerkrankungen derzeit nicht eindeutig geklärt. Erste Studien konnten bereits zeigen, dass sie z.B. in der experimentellen Form des Morbus Crohn die Inflammation deutlich verringern konnten (51). Ihre Bedeutung bei der autoimmunen Form des Diabetes mellitus, dem Diabetes mellitus Typ 1, ist bisher nicht geklärt.

Das primäre Ziel der hier abgehandelten Studie war deshalb die Untersuchung eines möglichen Stellenwerts von MDSC bei der Behandlung des Diabetes mellitus Typ 1 am Beispiel der NOD-Maus. Da der Diabetes mellitus Typ 1 eine klassische, T-Zell-vermittelte Autoimmunerkrankung mit definierten Zielantigenen ist, hat die Entwicklung neuartiger Therapiestrategien am Beispiel des Diabetes mellitus Typ 1 Pilotcharakter für andere Autoimmunerkrankungen mit analoger Immunpathologie (18; 53). Anders als bei den meisten Mausmodellen zur Erforschung von Autoimmunerkrankungen ist die Übertragung von Ergebnissen auf den Menschen, die an der NOD-Maus gewonnen wurden, relativ verlässlich, da die Immunpathogenese des Diabetes mellitus der NOD-Maus den Verhältnissen beim Menschen stark ähnelt (5).

In dieser Studie konnte gezeigt werden, dass das Ausmaß der Protektion vor einem manifesten Diabetes mellitus bis zur 30. Lebenswoche von der applizierten Dosis an MDSC abhängt: Die fraktionierte Gabe von $16 \cdot 10^6$ MDSC in der 8. Lebenswoche war dabei in der Lage, das Auftreten einer Glucosurie bis zur 30. Lebenswoche als Ausdruck eines manifesten Diabetes mellitus komplett zu verhindern. Demgegenüber bewirkte eine Behandlung in der späten Phase der Insulitis eine Verringerung der Diabetesinzidenz innerhalb des Beobachtungszeitraums auf 45% und weniger, wobei hier keine Dosissensitivität zu beobachten war:

Ein denkbarer Grund für die fehlende Dosissensitivität könnte darin liegen, dass bei den Studien zur Auswirkung einer MDSC-Behandlung in der späten Phase der Insulitis keine Dosiserhöhung mit fraktionierter Gabe im eigentlichen Sinn stattgefunden hat, sondern dass eine repetitive Gabe von $2 \times 4 \cdot 10^6$ MDSC erfolgt ist. Der zeitliche Abstand zwischen der ersten und der zweiten Applikation könnte zu lang gewesen sein, um die Rate der Protektion zu erhöhen. In diesem Kontext sind auch die Ergebnisse der ELISpot-Analysen zur Erfassung der Reaktivität gegen Inselzellantigene zu sehen:

Zwar zeigten die Milz-Lymphozyten nach Transfer von $2 \times 4 \cdot 10^6$ MDSC in der 12. Lebenswoche in allen Antigenstimulationen eine stärkere Verschiebung der Polarisierung zugunsten eines Th_2 typischen Zytokinmuster als eine Behandlung mit $1 \times 4 \cdot 10^6$ MDSC in der 12. Lebenswoche, dies fand allerdings kein Korrelat bzgl. der Diabetesinzidenz innerhalb des Beobachtungszeitraums bis zur 30. Lebenswoche. Ein weiterer denkbarer Grund für die fehlende dosissensitive Protektion in dieser Gruppe könnte in einer Varianz bzgl. des Ausmaßes der Langerhansinselzerstörung liegen, zumal eine derartige Varianz im NOD-Wildtyp beschrieben ist (127; 137). Da allerdings kein Versuch mit reduzierter Behandlungsdosis in der 12. Lebenswoche unternommen worden ist, kann an dieser Stelle nicht ausgeschlossen werden, dass die fehlende Dosissensititvität damit in Zusammenhang steht, dass die Zerstörung der Langerhansinseln in diesem Alter schon zu weit fortgeschritten ist, als dass höhere Protektionsraten zu erzielen gewesen wären.

Hervorzuheben ist an dieser Stelle auch, dass die Erhöhung IL-4 produzierender Splenozyten nach Stimulation mit den MHC-Klasse-I restringierten Antigenen Insulin-B-Kette 15-23 und NRP-A7 begründeten Anlass für den Verdacht gibt, dass MDSC noch einen anderen lymphozytären Zelltyp in dieser Studie beeinflusst haben, der möglicher Weise in Zusammenhang mit einer Reduktion der Diabetesinzidenz steht:

Die erhöhte Sekretion von IL-4 nach Stimulation mit MHC-Klasse-I restringierten Antigenen, besonders zu betonen NRP-A7, kann mit hoher Wahrscheinlichkeit nicht auf T-Lymphozyten zurückgeführt werden, da zum einen für $CD8^+$-Lymphozyten, die prinzipiell MHC-Klasse-I restringierte Antigene erkennen können, keine Fähigkeit zur IL-4-Sekretion beschrieben ist, zum anderen $CD4^+$-T-Helfer-Zellen, die prinzipiell IL-4 sezernieren können, nur MHC-Klasse-II restringierte Antigene erkennen können. Eine Zellfraktion, die ebenfalls in der Milz und somit auch in der Splenozytensuspension vertreten ist, sind Natürliche Killer T-Zellen (NKT). Eine spezielle Untergruppe dieser Zellen, sog. α/β-$TCR^+CD4^-CD8^-$ NK, sind in der Lage, MHC-Klasse-I restringierte Antigene zu erkennen und IL-4 zu produzieren (86). Von diesen Zellen konnte gezeigt werden, dass sie in der NOD-Maus die Entwicklung eines Diabetes mellitus verhindern können (52), wenngleich die Gewichtigkeit dieses Mechanismus bisher nicht geklärt ist. Eine Beeinflussung von NKT-Zellen durch MDSC konnte in Tumormodellen gezeigt werden (86; 153). Es ist daher nicht unwahrscheinlich, dass es sich bei den Splenozyten, die nach MDSC-Transfer auf Stimulation mit MHC-Klasse-I restringierten Antigenen wie NRP-A7 IL-4 sezernieren, um protektive NKT-Zellen handelt.

Des Weiteren konnte in dieser Studie gezeigt werden, dass die Behandlung mit MDSC ebenfalls einen Einfluss auf die Polarisierung von T-Helfer-Zellen hat, was sich an den ELISpots zeigte, bei denen zur Stimulation das MHC-Klasse-II restringierte Antigen Insulin-B-Kette 9-23 verwendet wurde. Die Behandlung mit $16 \cdot 10^6$ MDSC, die die höchste Rate an Protektion bewirkt hatte, bewirkte bei Stimulation mit der Insulin-B-Kette 9-23 die stärkste Verschiebung zu Gunsten eines Th_2 typischen Zytokinprofils. Demgegenüber zeigte sich nach Behandlung mit $1 \cdot 10^6$ MDSC ein Überwiegen eines Th_1 typischen Zytokinprofils bei gleichzeitig geringster Protektionsrate. Dieser Zusammenhang könnte der Bedeutung des sog. Th_1/Th_2-Paradigma bei Autoimmunerkrankungen geschuldet sein:

Während ein Überwiegen von Th_1-Helfer-Zellen zu einer Aktivierung zytotoxischer $CD8^+$ Lymphozyten führt, bewirkt ein Überwiegen von Th_2-Helfer-Zellen eine Aktivierung von B-Zellen. Beide T-Helfer-Zell-Populationen hemmen sich gegenseitig in ihrer Aktivität. Somit bedeutet ein Überwiegen einer Th_2 typischen Zytokinantwort nach Stimulation mit o.g. Antigenen eine verminderte Induktion von zytotoxischen T-Zellen gegen eben jenes Antigen (67; 78; 158). Ein direkter Einfluss von MDSC auf das Th_1-/Th_2-Polarisierungsmuster ist bisher nur im Rahmen von septischen Erkrankungen beschrieben (29). Inwieweit in dieser Studie eine direkte Beeinflussung der Th_1-/Th_2-Lymphozyten stattgefunden hat, ist unklar. Allerdings ist gerade in diesem Zusammenhang auch eine indirekte Beeinflussung der T-Helfer-

Zellen durch Makrophagen nicht unwahrscheinlich, was aus Tumormodellen mit erhöhter Frequenz von MDSC bekannt ist: So konnte in der 4T1-Maus, einem Mausmodell für ein sich spontan entwickelndes Mammakarzinom, gezeigt werden, dass ein Transfer von MDSC, die aus der Milz gewonnen wurden, eine Verschiebung des von Makrophagen sezernierten Zytokinprofils bewirken kann, wobei Makrophagen aufgrund der sezernierten Zytokine analog zu den T-Helfer-Zellen eingeteilt wurden (siehe 2.3). Ein MDSC-Transfer bewirkte ein sog. M2-Zytokinmuster (IL-10-lastig), was den Eigenschaften Th_2-polarisierten T-Helfer-Zellen entspricht. M2-Makrophagen können in weiterer Folge die Th_1-/Th_2-Polarisierung zugunsten Th_2-Helfer-Zellen verschieben. Ein indirekter Zusammenhang über die „Zwischenstation" der M2-Makrophagen zwischen Th_2-Polarisierung und MDSC-Behandlung wäre daher nicht unwahrscheinlich (78; 134; 141).

Nicht im Einklang mit den übrigen ELISpot-Analysen war das Th_1/Th_2-Zytokin- Muster bei Stimulation der Splenozyten mit der MHC-Klasse-I restringierten Insulin-B-Kette 15-23. Diese Stimulation bewirkte ein Überwiegen der IFNγ-Sekretion (in dieser Konstellation typisch für $CD8^+$-Effektorlymphozyten) sowohl nach Behandlung mit MDSC in der frühen als auch in der späten Phase der Insulitis. Diese Beobachtung steht jedoch nicht im Gegensatz zu einer Verminderung der Diabetesinzidenz, da mittlerweile bekannt ist, dass proinflammatorische Zytokine bei Autoimmunerkrankungen auch protektiven Charakter haben können. Ein Beispiel hierfür ist die Rolle des proinflammatorischen Zytokins Tumornekrosefaktor α (TFNα) bei der Autoimmunerkrankung multiple Sklerose (MS). Eine Anti-TNFα-Therapie mit Lenercept hatte in klinischen Studien bei MS-

Patienten eine Beschleunigung des Krankheitsverlaufs gezeigt (156). Eine duale z.T. gegensätzliche Rolle bei der autoimmunen Inflammation ist auch für IFNγ beschrieben (74). Es ist daher theoretisch möglich, dass die dosissensitive Erhöhung von IFNγ sezernierenden Lymphozyten nach Stimulation mit der Insulin-B-Kette 15-23 paradoxer Weise einen Beitrag zur Protektion gegenüber einer Diabetesmanifestation geleistet hat. Dieser spekulative Zusammenhang würde für eine differenzierte Beeinflussung der Inflammation durch MDSC sprechen. Allerdings fehlen für einen derartigen Zusammenhang Belege. Denkbar ist allerdings auch, dass ein Teil der applizierten MDSC in vivo zu DC ausgereift sind und eine selektive Induktion eines autoreaktiven T-Zell-Klons bewirkt haben, der gegen das Antigen Insulin-B-Kette 15-23 gerichtet ist. Ein solches Szenario würde bedeuten, dass eine MDSC-Behandlung in der frühen Phase der Insulitis eine antigen-selektive Suppression autoreaktiver T-Zell-Klone bewirkt.

Nach Behandlung mit MDSC zeigten die Pankreata protektierter NOD-Mäuse ein Überwiegen peripher infiltrierter Langerhansinseln. Obwohl ~80% aller Langerhansinseln der NOD-Mäuse, die mit MDSC behandelt worden waren, eine lymhozytäre Infiltration aufwiesen, kam es nicht zu einer Diabetesmanifestation bei diesen Tieren. Bei der unbehandelten Kontrolle reichte demgegenüber eine lymphozytäre Infiltration von 60% der Inseln aus, um eine Diabetesmanifestation zu bedingen. Die hohe Fraktion an peripher infiltrierten Inseln nach MDSC-Behandlung bei protektierten NOD-Mäusen lässt vermuten, dass die eingewanderten Lymphozyten nicht responsiv für ihr Zielantigen waren. Dieses Phänomen der Ansammlung von Lymphozyten im Zielgewebe ohne Responsivität gegen entsprechende Zielantigene konnte bereits im Zusammenhang mit Tumoren, die eine erhöhte Frequenz von MDSC aufweisen, beobachtet werden. So konnte gezeigt werden, dass im Rahmen eines Adenokarzinoms der Prostata beim Menschen, das nachweislich eine erhöhte Frequenz von MDSC aufweist, $CD8^+$ zytotoxische T-Zellen, die terminal differenziert waren und Aktivierungsmarker aufwiesen, den Tumor infiltrierten. Diese Zellen waren nicht stimulierbar, wobei selbst eine Zugabe von IL-2, ein starker Stimulus für $CD8^+$-T-Lymphozyten, dies nicht beheben konnte. In dem infiltrierten Tumorgewebe ließ sich immunhistochemisch zudem eine hohe Anzahl von iNOS und ARG exprimierenden Zellen nachweisen, beides Enzyme, über die MDSC bekannter Maßen ihr immunsuppressives Potential entfalten und von denen angenommen wird, dass sie über eine Nitrosilierung des TCR diesen unempfindlich für die homologe Antigen-Peptid-Sequenz machen (38). Eine Blockade dieser Enzyme bewirkte im Prostatakarzinom eine Aufhebung der T-Zell-Inhibition (12). Die Bedeutung der Funktion von zytotoxischen T-Zellen bei der Entwicklung des Diabetes mellitus Typ 1 ist gut untersucht. So konnte gezeigt werden, dass die Beeinflussung von $CD8^+$ T-Lymphozyten, z.B. durch T_{reg}, einen wichtigen Mechanismus bei der Prävention des Diabetes mellitus darstellt (47), was darauf zurückgeführt wurde, dass die zum Diabetes mellitus führende Entzündung der Langerhansinseln mit konsekutiver Zerstörung selbiger, die Insulitis, maßgeblich durch $CD8^+$ T-Lymphozyten vermittelt wird (30; 36). Es wäre daher nicht unwahrscheinlich, dass ein wichtiger Mechanismus der Protektion vor einem Diabetes mellitus bei Behandlung mit MDSC darauf beruht, dass sich $CD8^+$-T-Lymphozyten anschoppen, deren

Responsivität gegen Inselantigene durch MDSC gestört wurde, was sie unfähig machen würde, β-Zellen zu zerstören.
In diesem Kontext wird das Vorhandensein von ARG und iNOS zumeist als Zeichen des Vorhandenseins von funktionell aktiven MDSC gewertet. Wie unter 4.1.3.1 beschrieben, konnten in HE-Schnitten von MDSC behandelten NOD-Weibchen bei 100-facher Vergrößerung Zellen im peripheren Lymphozytensaum gesehen werden, die für MDSC charakteristische Kerne aufwiesen. Allerdings war immunhistochemisch kein systematischer Nachweis von iNOS produzierenden Zellen im Randsaum der Langerhansinsel zu detektieren. Eine eindeutige Einstufung der Bedeutung dieses Phänomens bzgl. der Beeinflussung der Insulitis in der NOD-Maus ist hierdurch letztlich nicht möglich. Insgesamt erscheint jedoch eine Wirkung von MDSC direkt am Ort der Entzündung allerdings nicht zwingend erforderlich:
Prinzipiell ist eine Interaktion von T-Zellen mit MDSC auch in verschiedenen lymphatischen Geweben nicht unwahrscheinlich. Es konnte beispielsweise gezeigt werden, dass MDSC, die aus der Milz von an Tumoren erkrankten Mäusen gewonnen wurden, in der Lage sind, $CD8^+$-T-Zellen in lymphatischen Gewebe zu supprimieren (82). Denkbar wäre daher eine Beeinflussung zirkulierender, autoreaktiver $CD8^+$-T-Lymphozyten durch MDSC in der Milz. Eine erhöhte Frequenz von MDSC in der Milz konnte mehrfach nachgewiesen werden (15; 24; 84; 124; 142; 159), wobei in Tumormodellen gezeigt werden konnte, dass die Konzentration von T-Zell-supprimierenden MDSC in der Milz und im peripheren Blut mit dem Grad der Tumorstreuung als Ausdruck einer tumorinduzierten Immunsuppression korreliert (82). Ein Hinweis auf eine (initiale) Umverteilung von MDSC in die Milz

konnte auch in diesen Studien gezeigt werden, was einen derartigen Mechanismus bei der Suppression autoreaktiver T-Zellen wahrscheinlich macht (s.u.).

Anzumerken ist in diesem Zusammenhang, dass das Migrationsverhalten von MDSC nach Transfer möglicher Weise stark durch das Ausmaß der Inflammation beeinflusst wird. Es ist daher anzunehmen, dass eine Beeinflussung autoreaktiver T-Lymphozyten in der frühen Insulitis im lymphatischen Gewebe stattfindet, während eine Beeinflussung in der späten Insulitis additiv lokal im Pankreas erfolgt.

Ein Zusammenhang einer Migrationsinduktion von MDSC mit dem Ausmaß der Inflammation ist für S100A9 beschrieben (24). Dieser Zusammenhang könnte auch erklären, weshalb wenige Tage nach MDSC-Transfer sich noch keine MDSC in den Pankreata per Immunhistochemie nachweisen ließen.

Die Verteilung von MDSC bei Tumorerkrankungen zeigt in verschiedenen Studien eine Präferenz in lymphatischen Organen wie den Tumor-drainierenden Lymphknoten und der Milz als auch in unmittelbarer Nachbarschaft zu Tumor. Der Ort der primären Umverteilung nach i.v.-Applikation ist allerdings zurzeit nicht bekannt. Die FACS-Analysen der Milz 7 Tage nach i.v. Applikation hatten eine isolierte Erhöhung der MDSC-Konzentration gezeigt. Die übrigen untersuchten Zellreihen waren zu diesem Zeitpunkt quantitativ unverändert. Eine FACS-Analyse der Splenozyten 30 Wochen alter NOD-Weibchen war nicht erfolgt. Somit ist es unklar, ob die Erhöhung der Monozytenkonzentration gegenüber der Kontrolle auf eine erhöhte Frequenz von MDSC zurückzuführen ist und somit ob bzw. wohin eine weitere Umverteilung von MDSC nach i.v.-Applikation stattfindet. Analog konnte allerdings eine derartige Erhöhung der Anzahl von Splenozyten bei Mäusen, die an dem experimentellen Fibrosarkom CSA1M litten, beobachtet werden. Prozentual zeigte sich hierbei eine signifikante Erniedrigung von $CD4^+$- und $CD8^+$-Lymphozyten sowie eine signifikante Erhöhung MAC-1^+ Zellen, einem Marker für Makrophagen, der allerdings auch auf MDSC exprimiert wird (188). Eine Behandlungs-bedingte Erhöhung des MDSC-Anteils als Ursache für den Anstieg der Splenozytenanzahl bei 30 Wochen alten Weibchen ist daher nicht unwahrscheinlich.

5.1.1 Ausblick

Postulierte Ursachen (z.B. viraler Bystander Effekt, fehlerhafte Selektion von T-Lymphozyten) der Immunpathogenese des Diabetes mellitus Typ 1 sind wie auch bei anderen Autoimmunerkrankungen so vielfältig wie die Versuche kurative Therapieansätze zu entwickeln. Zweifelsohne setzt eine effektive Entwicklung neuer immuntherapeutischer Behandlungsstrategien ein genaues Verständnis der Pathogenese dieser Erkrankungen voraus. Theoretisch scheint allen Autoimmunerkrankungen eine Missverhältnis zwischen Autoaggression und Autoprotektion gemein zu sein, wobei Antigen präsentierenden Zellen hierbei ein besonderer Stellenwert zukommen dürfte.

So sind bereits einige Methoden beschrieben, die unter bestimmten, meist artifiziellen, Umständen in der Lage sind, den Ausbruch einer autoaggressiven Erkrankung zu verhindern (z.B.

T_{reg}, 128). Dies gilt im besonderen Maße für den Diabetes mellitus Typ 1, zumal dieser zu einer der am besten erforschten Autoimmunerkrankungen gehört, dessen Immunpathogenese wesentlich durch T-Zellen, gerichtet gegen definierte Antigene, bestimmt wird.

Seit kurzem ist bekannt, dass eine gesteigerte Frequenz von MDSC nicht nur bei verschiedenen Tumoren, sondern auch bei immunmediierten, inflammatorischen Erkrankungen wie dem Morbus Crohn feststellbar ist. Bei neoplastischen Erkrankungen bieten Tumoren selbst die Erklärung für eine gesteigerte Frequenz von MDSC, wodurch es Tumorzellverbänden gelingt, einer antitumorösen Immunantwort zu entgehen (83). Unklar ist allerdings, welche Bedeutung die erhöhte Frequenz von MDSC im Zusammenhang mit Erkrankungen des autoimmunen Formenkreis hat. In verschiedenen Mausmodellen konnte jedoch belegt werden, dass MDSC als Antigen präsentierende Zellen die Entwicklung von Autoimmunerkrankungen in verschieden Stadien verhindern können. Diese Untersuchungen erstreckten sich allerdings zum größten Teil auf Tiermodelle ohne sich spontan entwickelnde Autoimmunerkrankungen wie die EAE-Maus, bei der es einer artifiziellen Induktion einer autoaggressiven T-Zell-Immunität bedarf (150).

Anders als die vorherigen Untersuchungen in Tiermodellen autoimmuner Erkrankungen stellt die NOD-Maus ein Modell dar, das spontan eine T-lymphozytär vermittelte, autoimmune Zerstörung der Langerhansinseln zeigt. Die Beobachtung, dass die Diabetesinzidenz invers mit dem Grad der mikrobiellen Kontamination der weiblichen Individuen in diesem Modell korreliert, zeigt eine gewisse Analogie zum Menschen, zumal beim Menschen eine steigende Inzidenz von Autoimmunerkrankungen mit dem steigenden hygienischen Standard in den Industrienationen zu korrelieren scheint (73). Bisher wurden verschiedene Versuche in der NOD-Maus unternommen, den Ausbruch eines Diabetes mellitus zu verhindern. Ein häufig beobachtetes Phänomen war hierbei, dass sich der Einfluss einer Behandlungsstrategie auf die Diabetesinzidenz in Abhängigkeit von dem Interventionszeitpunkt teilweise invers verhält. Beispielsweise konnte gezeigt werden, dass sich bei Einsatz von Antikörper gegen den T-Zell-spezifischen Oberflächenmarker CD3 in der frühen Insulitis eine Diabetesmanifestation verringern lässt (20). Ein Versuch, den Diabetes mellitus beim Menschen durch den kommerziellen Antikörper OKT3 zu verhindern, konnte die Manifestation eines Diabetes mellitus Typ 1 beim Menschen nur um einige Monate hinauszögern, wobei hierbei der Einfluss des Interventionszeitpunktes als wichtiger Faktor angesehen wurde (58). Ein häufiges Problem scheint hierbei zu sein, dass bei Übertragungsversuchen von Ergebnissen aus der NOD-Maus in den Menschen die Dynamik der Entzündung unberücksichtigt gelassen wird und daher die Relevanz der Ergebnisse falsch eingeschätzt wird (5). Es wäre daher denkbar, dass Ergebnisse aus Interventionen bei der NOD-Maus nur dann eine auf den Menschen übertragbare Aussagekraft hätten, wenn diese Intervention eine spezifische Immunmodulation bewirkt und in jeder Phase der Inflammation reproduzierbare Ergebnisse erbringt. Aufgrund verschiedener Beobachtungen in der NOD-Maus und bei Autoimmunerkrankungen des Menschen stellt sich zudem zunehmend die Frage, ob proinflammatorische Zytokine tatsächlich in jeder Phase einer Autoimmunerkrankung einen proinflammatorischen Nettoeffekt bewirken. So war es bei der NOD-Maus paradoxer Weise möglich, die Manifestation eines Diabetes mellitus durch die Gabe des proinflammatorischen Zytokins TNFα zu verhindern (32; 48; 65; 176). Demgegenüber werden Antikörper gegen den Rezeptor von TNFα routinemäßige beim Menschen zur Behandlung von Autoimmunerkrankungen wie der rheumatoiden Arthritis oder Morbus Crohn mit Erfolg eingesetzt. Dennoch lassen sich derartige Substanzen nicht bedenkenlos bei jeder Autoimmunerkrankung einsetzen, was daran ersichtlich wurde, dass die Behandlung mit Anti-TNFα von Patienten, die an multipler Sklerose litten, den Erkrankungsverlauf sogar beschleunigen kann. Dieses Paradoxon wurde letztlich darauf zurückgeführt, dass eine unspezifische Beeinflussung von proinflammatorischen Zytokinen auch einen Einfluss auf tolerogene Mechanismen im Organismus haben könnte, die bei ausgeprägter Inflammation die Immunantwort regulieren können. Der Einsatz von zytokinbeeinflussenden Substanz ist daher als unspezifisch und nicht immer effektiv zu bewerten (120; 149). Eine effektive Beeinflussung der Autoaggression würde hiernach eine direkte Beeinflussung von Effektorzellen voraussetzen, wie es prinzipiell nur durch Antigen präsentierende Zellen möglich ist.

Da die Mechanismen der Immunsuppression, die durch MDSC vermittelt werden, gezielt (direkt oder indirekt) an Effektorpopulationen verschiedener Abwehrzellen anzugreifen scheinen, wäre es denkbar, dass die durch diese Zellen vermittelte Immunsuppression in den verschiedenen Phasen der Inflammation stabiler ist als eine Beeinflussung proinflammatorischer Zytokine bzw. ihrer Rezeptoren. Eine besonders stabile Form der MDSC-vermittelten Immunsuppression stellt beispielsweiser die Beeinflussung CD8$^+$ T-Lymphozyten dar, da die hierbei zu sehende Nitrosilierung des TCR diese Zellen für lange Zeit unempfänglich für die homologe Peptidsequenz macht, was wohl ohne eine entsprechende Antigenpräsentation weniger wahrscheinlich wäre (38). Es wäre daher denkbar, dass dieser Mechanismus zu jedem Zeitpunkt der Inflammation eine potente Immunsuppression bewirken könnte. Dieser Theorie trägt der Tatsache Rechnung, dass durch Behandlung mit MDSC in der fortgeschrittenen Insulitis eine Reduktion der Diabetesinzidenz zu beobachten war.

Eine gut untersuchte Bedeutung von suppressiv wirkenden Abwehrzellen im Rahmen von Autoimmerkrankungen wird T_{reg} zugeschrieben. Diese Zellen wurden vielfach als Schlüsselzellen der Toleranzinduktion designiert (21; 93). Da T_{reg} allerdings nicht zur Antigenpräsentation fähig sind, wäre der Erfolg einer Behandlung von Autoimmunerkrankung mittels T_{reg} wohl von kurzer Dauer (23). Da sie jedoch nachweislich einen wichtigen Stellenwert bei der Toleranzinduktion haben, dürfte der therapeutische Einsatz von toleranzinduzierenden APC, die gleichzeitig auch T_{reg} induzieren können, besonders effektiv sein. Eine gesteigerte Rekrutierung von T_{reg} durch MDSC ist beschrieben (81). An dieser Stelle wird daher ersichtlich, dass MDSC eine Vielzahl von Mechanismen zur differenzierten Toleranzinduktion nutzen, weshalb sie auch als Schlüsselzellen der Immunregulation bezeichnet werden (38). Die Potenz von MDSC bei der Prävention des Diabetes mellitus in der NOD-Maus wäre mit dieser Schlüsselrolle vereinbar. Aufgrund dieser besonderen Eigenschaften wird seit einiger Zeit der Einsatz dieser

Zellen zur Behandlung von Autoimmunerkrankungen erwogen (z.B. US-Patent USPC Class: 424 852: „Myeloid Suppressor Cells, Methods For Preparing Them and Methods For Using Them For Treating Autoimmunity").

Über das Schicksal von MDSC im Organismus und ihre physiologische Rolle ist bisher wenig bekannt. Dennoch konnte bereits gezeigt werden, dass diese Zellen unter bestimmten Umständen zu reifen DC ausdifferenzieren und Toleranzvorgänge aufheben (161). Diese Eigenschaft dürfte die Einsetzbarkeit dieser Zellen zur Behandlung von Auotimmunerkrankungen zum jetzigen Zeitpunkt unmöglich machen, da bisher keine sichere Methode existiert, diese Zellen in ihrem tolerogenen Phänotyp zu fixieren. Die Tatsache, dass diese Zellen eine Schlüsselrolle bei der Immunregulation spielen und offenbar in verschiedenen Phasen der Autoinflammation die Immunantwort potent supprimieren und eine Toleranzinduktion bewirken, können somit zum jetzigen Zeitpunkt den therapeutischen Einsatz von MDSC nicht rechtfertigen. Um einen therapeutischen Einsatz von MDSC in Zukunft zu ermöglichen, sollten anknüpfende Studien die (pharmakologische) Beeinflussbarkeit dieser Zellen weiter untersuchen.

5.2 MCS-18: Pharmakologische Beeinflussung dendritischer Zellen als Therapiestrategie für den Diabetes mellitus Typ 1

Das Makrozyklische Suboxid MCS-18 isoliert aus Helleborus purpurascens stellt eine neuartige Substanz mit immunsuppressivem Potential dar, dessen Wirksamkeit bei inflammatorischen Gelenkserkrankungen des Menschen in einer Phase-II-Studie bereits gezeigt werden konnte (109). Erfahrungen im klinischen Einsatz in anderen Ländern konnten bisher eine gute Verträglichkeit bei im Vergleich zu anderen immunsuppressiv wirkenden Medikamenten geringer Nebenwirkungsrate zeigen. Ein Einsatz im Rahmen von Autoimmunerkrankungen ist bisher nicht bericht, zudem existiert bisher keine Zulassung für diese Substanz in Deutschland. Dennoch gibt es erste, vielversprechende Ergebnisse aus tierexperimentellen Studien mit dieser Substanz: So hatten erste Untersuchungen in der EAE-Maus eine signifikante Beeinflussung des Krankheitsverlaufs gezeigt (61). Wie bereits erwähnt stellt das Modell der EAE-Maus ein Modell einer Autoimmunerkrankung dar, das einer Induktion bedarf, in diesem Fall durch subkutane Applikation von Peptidsequenzen des myelinen oligodendrozytischen Glykoproteins (101). Aufgrund derartiger artifizieller Induktionen einer Autoimmunerkrankung sind Übertragungen von Ergebnissen aus diesem Modell auf den Menschen nur sehr beschränkt möglich.

Ziel dieser Studie war es daher, den Einfluss von MCS-18 auf T-Zell-vermittelte Autoimmunerkrankungen am Beispiel des Diabetes mellitus Typ 1 im NOD-Mausmodell zu untersuchen, da dieses Modell, wie bereits erwähnt, aufgrund der spontanen

Entwicklung eines Diabetes mellitus unter SPF-Bedingungen dem Menschen sehr ähnelt. In den hier dargestellten Studien konnte gezeigt werden, dass MCS-18 bei intraperitonealer Applikation in der frühen Phase der Insulitis (8. Lebenswoche) eine dosisabhängige Reduktion der Diabetesinzidenz bis zur 30. Lebenswoche bewirkt (40% Diabetesinzidenz bei Applikation von 5x2 mg vs. 94% bei den Kontrolltieren). Trotz einer Reduktion der Gesamtzahl an Milz-Monozyten bei nicht diabetischen MCS-18 behandelten Mäusen verglichen mit der nicht diabetischen Kontrollgruppe jenseits der 30. Lebenswoche hatte sich nach Stimulation mit allen drei Antigenen (Insulin-B-Kette 15-23, Insulin-B-Kette 9-23, NRP-A7) eine Erhöhung der Anzahl sowohl IFNγ als auch IL-4 produzierenden Lymphozyten, also eine Erhöhung sowohl der Th_1 als auch der Th_2 polarisierten Lymphozyten gezeigt. Eine dosisabhängige Verschiebung zugunsten eines Th_2-typischen Zytokinmusters war lediglich bei Stimulation mit der MHC-I-restringierten Peptidsequenz der Insulin-B-Kette 15-23 zu detektieren. Dosissensitiv zeigte sich die Reduktion Th_1-polarisierter Lymphozyten bei Stimulation mit MHC-Klasse-I restringierten Antigenen. Dies stellt eine Reduktion an $CD8^+$-T-Effektorzellen dar. Diese Reduktion korrelierte mit einer Verringerung der Diabetesinzidenz innerhalb des Beobachtungszeitraums. Zudem zeigte sich bei MHC-Klasse-II restringierten Antigenen, die von T-Helfer-Zellen erkannt werden, ebenfalls eine Reduktion des Th_1 polarisierten Phänotyps, was mit einer Reduktion der Diabetesinzidenz korrelierte. Diese Korrelation könnte in Zusammenhang mit einer Expansion von $CD4^+CD25^+$ T_{reg} durch MCS-18 (s.u.) stehen, da die Frequenz von Th_1-polarisierten Lymphozyten, wie bereits in anderen

Autoimmunerkrankungen gezeigt, invers mit der Frequenz von T_{reg} korreliert (186).

Ein morphologisches Korrelat des Einfluss von MCS-18 auf die Diabetesinzidenz fand sich in den HE-Histologien des Pankreas: Im Vergleich mit diabetischen Kontrollmäusen konnte eine deutliche, dosisabhängige Reduktion der Intrainsulitis, die Ausdruck einer ausgeprägten Zerstörung der Langerhansinsel ist, beobachtet werden. Gleichzeitig war ein Anstieg der Fraktion an nicht infiltrierten Inseln zu verzeichnen. Eine Beeinflussung der Periinsulitis im Vergleich mit diabetischen Kontrolltieren war nicht zu sehen, verglichen mit nicht diabetischen Kontrolltieren lag der Anteil an peripher infiltrierten Inseln sogar höher. In Folgestudien der AG Steinkasserer/Erlangen konnte gezeigt werden, dass es bei i.p.-Gabe von MCS-18 zu einer Expansion des Anteils von $CD25^+FoxP3^+$ T_{reg} an den Langerhansinseln kommt. Immunhistochemisch konnte in diesen Inseln eine intakte Insulinsekretion nachgewiesen werden.

Die Bedeutung von T_{reg} bei der Beeinflussung von autoimmunen Erkrankungen ist seit längerem bekannt:

Diese Zellen stellen eine Subgruppe von $CD4^+$ Lymphozyten dar, die ebenfalls über einen T-Zell-Rezeptor verfügen und somit die gleichen Peptidsequenzen erkennen können wie T-Helfer-Zellen. Ein weiteres Merkmal ist ihre Fähigkeit, gezielt an den Ort von zellulär mediierter Gewebszerstörung migrieren zu können (127). Ihre suppressive Aktivität erstreckt sich hierbei im Wesentlichen auf $CD8^+$-T-Zellen (126), die Hauptmediatoren der Zerstörung der Langerhansinseln des Pankreas. Der Zusammenhang zwischen einer erhöhten Frequenz von T_{reg} und einer Beeinflussung der

Insulitis ist gut untersucht. So konnte gezeigt werden, dass regulatorische T-Zellen die Entwicklung der Autoimmuninsulitis zwar nicht verhindern können, jedoch den Autoimmundiabetes in erster Linie durch ein Zügeln der T-Effektor Zellen einschränken (137).

Erwähnt sei an dieser Stelle, dass ein Transfer von T_{reg} eine transiente Protektion vor einem manifesten Diabetes mellitus bewirkt und als eine Art „Checkpoint" bei der Diabetesentwicklung angesehen wird, was offenbar durch eine lokale Kontrolle der Insulitisprogression bewirkt wird (23).

Eine Beeinflussung von zytotoxischen T-Zellen gerichtet gegen Langerhansinseln ist aufgrund der erhöhten Frequenz von T_{reg} in peripher infiltrierten Inseln sehr wahrscheinlich, allerdings möglicher Weise nicht alleine ausschlaggebend (137; 157; 155).

Wie bereits erwähnt bewirkte MCS-18 eine dosisabhängige Reduktion autoreaktiver $CD8^+$-T-Effektorzellen. Hierfür ausschlaggebend könnte die bereits beschriebene Beeinflussung von dendritischen Zellen durch MCS-18 sein:

In früheren in-vitro-Studien mit DC gewonnen aus dem Knochenmark sowie bei in-vivo-Studien in der EAE-Maus konnte gezeigt werden, dass MCS-18 die Reifung der DC gemessen an der verminderten Expression von CD80 und CD86 beeinflussen, die zusammen den für die Costimulation von $CD8^+$-Lymphozyten erforderlichen B7-Komplex bilden (1). Die Aktivierung von $CD8^+$-T-Zellen zu T-Effektorzellen würde hierdurch reduziert werden, was einen potenten Mechanismus einer Autoprotektion darstellt. Des Weiteren ist es nicht unwahrscheinlich, dass durch das Fehlen eines costimulierendes Signal aus CD80 und CD86 sogar zur Anergie von $CD8^+$-Lymphozyten kommt, wobei hiernach

Lymphozyten nicht mehr stimulierbar sind (1; 19). Dies hätte eine andauernde Suppression autoreaktiver $CD8^+$-Lymphozyten zur Folge.

Zudem bewirkt MCS-18 eine verminderte Expression von CCR7, ein Chemokinrezeptor, der die Migration von DC in Lymphknoten vermittelt (61; 85). Diese Mechanismen könnten auch für die in diesen Studien gesehene Protektion von MCS-18 bedeutsam sein, zumal die Bedeutung von DC bei der Diabetesentwicklung in der NOD-Maus und beim Menschen nachgewiesen ist:

DC nehmen hier maßgeblich Einfluss auf die Induktion von Effektor-Lymphozyten. Zudem stellen DC die Zelllinie dar, die bereits in der frühen Phase der Insulitis in den Langerhansinseln zu finden ist (69; 88; 123; 166). Anhand einer experimentellen DC-Depletion, die die Anzahl der Langerhansinsel-infiltrierenden Lymphozyten stark verminderte, konnte die Bedeutung von DC bei der Entwicklung des Diabetes mellitus Typ 1 belegt werden (112). Darüber hinaus konnte in der NOD-Maus gezeigt werden, dass DC mit verminderter Fähigkeit zur Costimulation die Diabetesinzidenz verringern können. Dieses Reduktion stand in Zusammenhang mit einer gesteigerten Frequenz von $CD4^+CD25^+$ T_{reg} (89). Es wurde davon ausgegangen, dass hierfür eine verminderte Expression von B7 verantwortlich sein könnte und eine exklusive Expansion von T_{reg} bedingen könnte. Ein weiterer Beleg für diesen Zusammenhang wurde in einer Studie erbracht, die zur Modulation der DC-Reifung GM-CSF einsetzte. Auch in dieser Studie war eine Korrelation zwischen dem Reifegrad von DC und der Diabetesmanifestation zu beobachten (22; 41; 42). Eine mechanistische Schlüsselrolle der Reifungsbeeinflussung von DC bei der Protektion vor einem manifesten Diabetes mellitus durch MCS-18 ist daher wahrscheinlich.

5.2.1 Ausblick

Eine pharmakologische Beeinflussung der Immunpathogenese des Diabetes mellitus Typ 1 ist mehrfach versucht worden. Selbst vielversprechende Substanzen wie OKT3, deren Hauptmechanismus auf der Beeinflussung von T-Lymphozyten beruht, brachten nur einen transienten Effekt. Andere immunmodulatorische Substanzen wie mTOR- (mammalian target of rapamycin) Inhibitoren oder Calcineurininhibitoren, die prinzipiell im Tierversuch eine Beeinflussung der Diabetesinzidenz gezeigt hatten, konnten in der Praxis nicht etabliert werden.

MCS-18 stellt in diesem Kontext eine neuartige Substanz dar, die nach bisherigen Erfahrungen verglichen mit o.g. Substanzen ein günstiges Wirkungs-/Nebenwirkungsprofil aufweißt. Auch der Mechanismus, der der durch MCS-18 bedingten Immunmodulation zugrunde liegt, weicht von o.g. Substanzen ab: Der mTOR-Inhibitor Sirolimus, um ein Beispiel zu nennen, zeigte zwar bei Patienten ebenfalls einen Einfluss auf die Frequenz von T_{reg}, die, wie bereits dargestellt, eine wichtige Rolle bzgl. der Autotoleranz im Diabetes mellitus spielen (7), allerdings ist eine Beeinflussung des B7-Komplexes und somit eine Beeinflussung von DC durch Sirolimus bisher nicht beschrieben.

MCS-18 weißt somit gegenüber Sirolimus und OKT3 den Vorteil auf, dass diese Substanz über einen besonderen, dualen Wirkmechanismus verfügt:

Zum einen greift MCS-18 durch die gezielte Beeinflussung von DC an einem zentralem Punkt der autoimmunen Inflammation an und verhindert somit die Aktivierung von autoreaktiven T-Lymphozyten, die die Zerstörung der Langerhansinsln mediieren. Zum anderen rekrutiert MCS-18 regulatorische T-Zellen in die entzündeten Langerhansinseln und ermöglicht hierdurch zusätzlich eine Begrenzung einer bereits eingesetzten entzündlichen Zerstörung von Langerhansinseln. Aufgrund dieses Prinzips ist es daher wahrscheinlich, dass MCS-18 eine stabilere Unterdrückung der Autoimmuninsulitis bewirkt als die meisten bisher ausgetesten Immunsuppressiva zur Behandlung des Diabetes mellitus Typ 1. Zur Übertragung dieser Behandlungsstrategien in den Menschen sollte daher zunächst ein präventiver Einsatz dieser Substanz beim Diabetes mellitus Typ 1 untersucht werden, z.B. bei Patienten ohne manifesten Diabetes mellitus Typ 1 mit einer familiären Disposition und nachweisbaren Autoantikörpern. Erfolgsversprechend sind in diesem Zusammenhang insbesondere die Ergebnisse der Studie zur Behandlung entzündlicher Gelenkserkrankungen (siehe 2.4., 109) und die Tatsache, dass diese Substanz seit vielen Jahren am Balkan zur Behandlung entzündlicher Gelenkserkrankungen mit scheinbar geringen Nebenwirkungen verwendet wird (85). Zwar fehlen systematische Langzeitstudien zur Toxizität von MCS-18, allerdings wären bei einem längerfristigeren Einsatz von MCS-18 nach aktueller Datenlage weniger unerwünschte Arzneimittelwirkungen als beispielsweise bei einem Einsatz von Sirolimus oder OKT3 zu erwarten, was einen weiteren Vorteil dieser Substanz darstellt.

In Zusammenschau mit den Ergebnissen der Beeinflussung der Diabetesinzidenz in der NOD-Maus und den bisherigen Erfahrungen mit anderen medikamentösen immunmodulierenden Strategien im Diabetes mellitus, könnte MCS-18 einen neuartigen, vielversprechenden Ansatz zur immunmodulatorischen Therapie des Diabetes mellitus Typ 1 mit nachhaltiger Beeinflussung der Autoimmuninsulitis bei günsitgem Nutzen-/Risikoprofil darstellen. Ein klinischer Einsatz dieser Substanz zur Behandlung des Diabetes mellitus Typ 1 sollte nicht zuletzt aufgrund der Tatsache erwogen werden, dass die derzeitige Therapie der Typ-1-Diabetiker mit Insulin nicht in der Lage ist, die physiologische Sekretion von Insulin soweit nachzustellen, dass keine Endorganschäden im Verlauf der Erkrankung zu erwarten sind.

6 Literaturverzeichnis:

1. Alegre ML, Frauwirth KA, Thompson CB: T-cell regulation by CD28 and CTLA-4. Nat Rev Immunol. 2001 Dec;1(3):220-8
2. Almand B, Clark JI, Nikitina E, van Beynen J, English NR, Knight SC, Carbone DP, Gabrilovich DI: Increased production of immature myeloid cells in cancer patients: a mechanism of immunosuppression in cancer. J Immunol. 2001 Jan 1;166(1):678-89
3. Altman SA, Randers L, Rao G: Comparison of trypan blue dye exclusion and fluorometric assays for mammalian cell viability determinations. Biotechnol Prog. 1993 Nov-Dec;9(6):671-4
4. Anderson,B, Park,BJ, Verdaguer,J, Amrani,A, Santamaria,P: Prevalent CD8(+) T cell response against one peptide/MHC complex in autoimmune diabetes. Proc Natl Acad Sci U S A 96:9311-9316, 1999
5. Atkinson MA, Leiter EH: The NOD mouse model of type 1 diabetes: as good as it gets? Nat Med. 1999 Jun;5(6):601-604
6. Banchereau J, Steinman RM: Dendritic cells and the control of immunity. Nature. 1998 Mar 19;392(6673):245-52
7. Battaglia M, Stabilini A, Migliavacca B, Horejs-Hoeck J, Kaupper T, Roncarolo MG: Rapamycin promotes expansion of functional CD4+CD25+FOXP3+ regulatory T cells of both healthy subjects and type 1 diabetic patients. J Immunol. 2006 Dec 15;177(12):8338-47
8. Bingisser RM, Tilbrook PA, Holt PG, Kees UR: Macrophage-derived nitric oxide regulates T cell activation via reversible disruption of the Jak3/STAT5 signaling pathway. J Immunol. 1998 Jun 15;160(12):5729-34
9. Bonner-Weir S: beta-cell turnover: its assessment and implications. Diabetes. 2001 Feb;50 Suppl 1:S20-4
10. Bousso P, Robey E: Dynamics of CD8+ T cell priming by dendritic cells in intact lymph nodes. Nat Immunol. 2003 Jun;4(6):579-585
11. Bronte V, Chappell DB, Apolloni E, Cabrelle A, Wang M, Hwu P, Restifo NP: Unopposed production of granulocyte-macrophage colony-stimulating factor by tumors inhibits CD8+ T cell responses by dysregulating antigen-presenting cell maturation. J Immunol. 1999 May 15;162(10):5728-37
12. Bronte V, Kasic T, Gri G, Gallana K, Borsellino G, Marigo I, Battistini L, Iafrate M, Prayer-Galetti T, Pagano F, Viola A: Boosting antitumor responses of T lymphocytes infiltrating human prostate cancers. J Exp Med. 2005 Apr 18;201(8):1257-68
13. Bronte V, Serafini P, De Santo C, Marigo I, Tosello V, Mazzoni A, Segal DM, Staib C, Lowel M, Sutter G, Colombo MP, Zanovello P: IL-4-induced arginase 1 suppresses alloreactive T cells in tumor-bearing mice. J Immunol. 2003 Jan 1;170(1):270-8
14. Bronte V, Serafini P, Mazzoni A, Segal DM, Zanovello P: L-arginine metabolism in myeloid cells controls T-lymphocyte functions. Trends Immunol. 2003 Jun;24(6):302-
15. Bronte V, Wang M, Overwijk WW, Surman DR, Pericle F, Rosenberg SA, Restifo NP: Apoptotic death of CD8+ T lymphocytes after immunization: induction of a suppressive population of Mac-1+/Gr-1+ cells. J Immunol. 1998 Nov 15;161(10):5313-20
16. Bronte V, Zanovello P: Regulation of immune responses by L-arginine metabolism. Nat Rev Immunol. 2005 Aug;5(8):641-54

17 Bunt SK, Yang L, Sinha P, Clements VK, Leips J, Ostrand-Rosenberg S: Reduced inflammation in the tumor microenvironment delays the accumulation of myeloid-derived suppressor cells and limits tumor progression.Cancer Res. 2007 Oct 15;67(20):10019-26

18 Castaño L, Eisenbarth GS: Type-I diabetes: a chronic autoimmune disease of human, mouse, and rat. Annu Rev Immunol. 1990;8:647-679

19 Chai JG, Vendetti S, Bartok I, Schoendorf D, Takacs K, Elliott J, Lechler R, Dyson J: Critical role of costimulation in the activation of naive antigen-specific TCR transgenic CD8+ T cells in vitro. J Immunol. 1999 Aug 1;163(3):1298-305

20 Chatenoud L, Thervet E, Primo J, Bach JF: Anti-CD3 antibody induces long-term remission of overt autoimmunity in nonobese diabetic mice. Proc Natl Acad Sci U S A. 1994 Jan 4;91(1):123-7

21 Chatila TA: Regulatory T cells: key players in tolerance and autoimmunity. Endocrinol Metab Clin North Am. 2009 Jun;38(2):265-72

22 Cheatem D, Ganesh BB, Gangi E, Vasu C, Prabhakar BS. Modulation of dendritic cells using granulocyte-macrophage colony-stimulating factor (GM-CSF) delays type 1 diabetes by enhancing CD4+CD25+ regulatory T cell function. Clin Immunol. 2009 May;131(2):260-70

23 Chen Z, Herman AE, Matos M, Mathis D, Benoist C: Where CD4+CD25+ T reg cells impinge on autoimmune diabetes. J Exp Med. 2005 Nov 21;202(10):1387-97

24 Cheng P, Corzo CA, Luetteke N, Yu B, Nagaraj S, Bui MM, Ortiz M, Nacken W, Sorg C, Vogl T, Roth J, Gabrilovich DI: Inhibition of dendritic cell differentiation and accumulation of myeloid-derived suppressor cells in cancer is regulated by S100A9 protein. J Exp Med. 2008 Sep 29;205(10):2235-49

25 Christianson SW, Shultz LD, Leiter EH: Adoptive transfer of diabetes into immunodeficient NOD-scid/scid mice. Relative contributions of CD4+ and CD8+ T-cells from diabetic versus prediabetic NOD.NON-Thy-1a donors. Diabetes. 1993 Jan;42(1):44-55

26 Danke NA, Koelle DM, Yee C, Beheray S, Kwok WW: Autoreactive T cells in healthy individuals. J Immunol. 2004 May 15;172(10):5967-72

27 Daud AI, Mirza N, Lenox B, Andrews S, Urbas P, Gao GX, Lee JH, Sondak VK, Riker AI, Deconti RC, Gabrilovich D: Phenotypic and functional analysis of dendritic cells and clinical outcome in patients with high-risk melanoma treated with adjuvant granulocyte macrophage colony-stimulating factor. J Clin Oncol. 2008 Jul 1;26(19):3235-41

28 Davies JL, Kawaguchi Y, Bennett ST, Copeman JB, Cordell HJ, Pritchard LE, Reed PW, Gough SC, Jenkins SC, Palmer SM, Balfour KM, Rowe BR, Farrall M, Barnett AH, Bain SC, Todd JA: A genome-wide search for human type 1 diabetes susceptibility genes. Nature. 1994 Sep 8;371(6493):130-136

29 Delano MJ, Scumpia PO, Weinstein JS, Coco D, Nagaraj S, Kelly-Scumpia KM, O'Malley KA, Wynn JL, Antonenko S, Al-Quran SZ, Swan R, Chung CS, Atkinson MA, Ramphal R, Gabrilovich DI, Reeves WH, Ayala A, Phillips J, Laface D, Heyworth PG, Clare-Salzler M, Moldawer LL: MyD88-dependent expansion of an immature GR-1(+)CD11b(+) population induces T cell suppression and Th2 polarization in sepsisJ Exp Med. 2007 Jun 11;204(6):1463-74

30 Delovitch TL, Singh B: The nonobese diabetic mouse as a model of autoimmune diabetes: immune dysregulation gets the NOD. Immunity. 1997 Dec;7(6):727-38

31 Dietlin TA, Hofman FM, Lund BT, Gilmore W, Stohlman SA, van der Veen RC: Mycobacteria-induced Gr-1+ subsets from distinct myeloid lineages have opposite effects on T cell expansion. J Leukoc Biol. 2007 May;81(5):1205-12

32 Falcone M, Sarvetnick N: Cytokines that regulate autoimmune responses. Curr Opin Immunol. 1999 Dec;11(6):670-6

33 Fang H, Xu L, Chen TY, Cyr JM, Frucht DM: Anthrax lethal toxin has direct and potent inhibitory effects on B cell proliferation and immunoglobulin production. J Immunol. 2006 May 15;176(10):6155-61

34 Fu YX, Watson G, Jimenez JJ, Wang Y, Lopez DM: Expansion of immunoregulatory macrophages by granulocyte-macrophage colony-stimulating factor derived from a murine mammary tumor. Cancer Res. 1990 Jan 15;50(2):227-34

35 Gabrilovich D, Ishida T, Oyama T, Ran S, Kravtsov V, Nadaf S, Carbone DP: Vascular endothelial growth factor inhibits the development of dendritic cells and dramatically affects the differentiation of multiple hematopoietic lineages in vivo. Blood. 1998 Dec 1;92(11):4150-66

36 Gabrilovich D: Mechanisms and functional significance of tumour-induced dendritic-cell defects. Nat Rev Immunol. 2004 Dec;4(12):941-52

37 Gabrilovich DI, Bronte V, Chen SH, Colombo MP, Ochoa A, Ostrand-Rosenberg S, Schreiber H: The terminology issue for myeloid-derived suppressor cells. Cancer Res. 2007 Jan 1;67(1):425

38 Gabrilovich DI, Nagaraj S: Myeloid-derived suppressor cells as regulators of the immune system. Nature Review Immunology, 2009, 159-174;

39 Gabrilovich DI, Velders MP, Sotomayor EM, Kast WM: Mechanism of immune dysfunction in cancer mediated by immature Gr-1+ myeloid cells. J Immunol. 2001 May 1;166(9):5398-406

40 Gallina G, Dolcetti L, Serafini P, De Santo C, Marigo I, Colombo MP, Basso G, Brombacher F, Borrello I, Zanovello P, Bicciato S, Bronte V: Tumors induce a subset of inflammatory monocytes with immunosuppressive activity on CD8+ T cells. J Clin Invest. 2006 Oct;116(10):2777-90

41 Ganesh BB, Cheatem DM, Sheng JR, Vasu C, Prabhakar BS: GM-CSF-induced CD11c+CD8a--dendritic cells facilitate Foxp3+ and IL-10+ regulatory T cell expansion resulting in suppression of autoimmune thyroiditis. Int Immunol. 2009 Mar;21(3):269-82

42 Gaudreau S, Guindi C, Ménard M, Besin G, Dupuis G, Amrani A: Granulocyte-macrophage colony-stimulating factor prevents diabetes development in NOD mice by inducing tolerogenic dendritic cells that sustain the suppressive function of CD4+CD25+ regulatory T cells. J Immunol. 2007 Sep 15;179(6):3638-47

43 Gepts W, Lecompte PM: The pancreatic islets in diabetes. Am J Med. 1981 Jan;70(1):105-15

44 Gilliet M, Cao W, Liu YJ: Plasmacytoid dendritic cells: sensing nucleic acids in viral infection and autoimmune diseases. Nat Rev Immunol. 2008 Aug;8(8):594-606

45 Giuliani L, Mele R, Di Giovine M, Altieri L, Crinò A, Ravà L, Fierabracci A: Detection of GAD65 autoreactive T-cells by HLA class I tetramers in type 1 diabetic patients. J Biomed Biotechnol. 2009;2009:576219

46 Gordon, S. 2003. Alternative activation of macrophages. Nat. Rev. Immunol. 3: 23-35

47 Green EA, Choi Y, Flavell RA: Pancreatic lymph node-derived CD4(+)CD25(+) Treg cells: highly potent regulators of diabetes that require TRANCE-RANK signals. Immunity. 2002 Feb;16(2):183-91

48 Green EA, Flavell RA: The temporal importance of TNFalpha expression in the development of diabetes. Immunity. 2000 May;12(5):459-69

49 Gu D, Sarvetnick N: Epithelial cell proliferation and islet neogenesis in IFN-g transgenic mice. Development. 1993 May;118(1):33-46

50 Guiducci C, Vicari AP, Sangaletti S, Trinchieri G, Colombo MP: Redirecting in vivo elicited tumor infiltrating macrophages and dendritic cells towards tumor rejection. Cancer Res. 2005 Apr 15;65(8):3437-46

51 Haile LA, von Wasielewski R, Gamrekelashvili J, Krüger C, Bachmann O, Westendorf AM, Buer J, Liblau R, Manns MP, Korangy F, Greten TF: Myeloid-derived suppressor cells in inflammatory bowel disease: a new immunoregulatory pathway. Gastroenterology. 2008 Sep;135(3):871-81, 881.e1-5

52 Hammond KJ, Poulton LD, Palmisano LJ, Silveira PA, Godfrey DI, Baxter AG: alpha/beta-T cell receptor (TCR)+CD4-CD8- (NKT) thymocytes prevent insulin-dependent diabetes mellitus in nonobese diabetic (NOD)/Lt mice by the influence of interleukin (IL)-4 and/or IL-10. J Exp Med. 1998 Apr 6;187(7):1047-56

53 Harrison LC, Honeyman MC, Morahan G, Wentworth JM, Elkassaby S, Colman PG, Fourlanos S: Type 1 diabetes: lessons for other autoimmune diseases? J Autoimmun. 2008 Nov;31(3):306-310

54 Haskins K, McDuffie M: Acceleration of diabetes in young NOD mice with a CD4+ islet-specific T cell clone. Science. 1990 Sep 21;249(4975):1433-1436

55 Haskins K, Portas M, Bradley B, Wegmann D, Lafferty K: T-lymphocyte clone specific for pancreatic islet antigen. Diabetes. 1988 Oct;37(10):1444-1448

56 Haskins K, Wegmann D: Diabetogenic T-cell clones. Diabetes. 1996 Oct;45(10):1299-1305

57 Hengesbach LM, Hoag KA: Physiological concentrations of retinoic acid favor myeloid dendritic cell development over granulocyte development in cultures of bone marrow cells from mice. J Nutr. 2004 Oct;134(10):2653-9

58 Herold KC, Hagopian W, Auger JA, Poumian-Ruiz E, Taylor L, Donaldson D, Gitelman SE, Harlan DM, Xu D, Zivin RA, Bluestone JA: Anti-CD3 monoclonal antibody in new-onset type 1 diabetes mellitus. N Engl J Med. 2002 May 30;346(22):1692-8

59 Hestdal K, Ruscetti FW, Ihle JN, Jacobsen SE, Dubois CM, Kopp WC, Longo DL, Keller JR: Characterization and regulation of RB6-8C5 antigen expression on murine bone marrow cells. J Immunol. 1991 Jul 1;147(1):22-8

60 Hoechst B, Ormandy LA, Ballmaier M, Lehner F, Krüger C, Manns MP, Greten TF, Korangy F: A new population of myeloid-derived suppressor cells in hepatocellular carcinoma patients induces CD4(+)CD25(+)Foxp3(+) T cells. Gastroenterology. 2008 Jul;135(1):234-43

61 Horstmann B, Zinser E, Turza N, Kerek F, Steinkasserer A: MCS-18, a novel natural product isolated from Helleborus purpurascens, inhibits dendritic cell activation and prevents autoimmunity as shown in vivo using the EAE model. Immunobiology. 2007;212(9-10):839-53

62 Huang B, Pan PY, Li Q, Sato AI, Levy DE, Bromberg J, Divino CM, Chen SH: Gr-1+CD115+ immature myeloid suppressor cells mediate the development of tumor-induced T regulatory cells and T-cell anergy in tumor-bearing host. Cancer Res. 2006 Jan 15;66(2):1123-31

63 Inaba K, Steinman RM: Accessory cell-T lymphocyte interactions. Antigen-dependent and -independent clustering. J Exp Med. 1986 Feb 1;163(2):247-61

64 Ingulli E, Mondino A, Khoruts A, Jenkins MK: In vivo detection of dendritic cell antigen presentation to CD4(+) T cells. J Exp Med. 1997 Jun 16;185(12):2133-41

65 Jacob CO, Aiso S, Michie SA, McDevitt HO, Acha-Orbea H: Prevention of diabetes in nonobese diabetic mice by tumor necrosis factor (TNF): similarities between TNF-alpha and interleukin 1. Proc Natl Acad Sci U S A. 1990 Feb;87(3):968-72

66 Janeway C, Travers P, Walport M, Shlomchik M: Immunologie; 5. Auflage, Spektrum Verlag 2002, S. 346

67 Janeway C, Travers P, Walport M, Shlomchik M: Immunologie; 5. Auflage, Spektrum Verlag 2002; S. 604

68 Janeway C, Travers P, Walport M, Shlomchik M: Immunologie; 5. Auflage, Spektrum Verlag 2002; S. 707 - 710

69 Jansen A, Homo-Delarche F, Hooijkaas H, Leenen PJ, Dardenne M, Drexhage HA: Immunohistochemical characterization of monocytes-macrophages and dendritic cells involved in the initiation of the insulitis and beta-cell destruction in NOD mice. Diabetes. 1994 May;43(5):667-75

70 Jiang W, Anderson MS, Bronson R, Mathis D, Benoist C: Modifier loci condition autoimmunity provoked by Aire deficiency. J Exp Med. 2005 Sep 19;202(6):805-15

71 Jun HS, Yoon CS, Zbytnuik L, van Rooijen N, Yoon JW: The role of macrophages in T cell-mediated autoimmune diabetes in nonobese diabetic mice. J Exp Med. 1999 Jan 18;189(2):347-58

72 Kantárová D, Buc M: Genetic susceptibility to type 1 diabetes mellitus in humans. Physiol Res. 2007;56(3):255-266

73 Karvonen M, Tuomilehto J, Libman I, LaPorte R: A review of the recent epidemiological data on the worldwide incidence of type 1 (insulin-dependent) diabetes mellitus. World Health Organization DIAMOND Project Group. Diabetologia. 1993 Oct;36(10):883-92

74 Kelchtermans H, Billiau A, Matthys P: How interferon-gamma keeps autoimmune diseases in check. Trends Immunol. 2008 Oct;29(10):479-86

75 Kerek F, Stimac R, Apell HJ, Freudenmann F, Moroder L: Characterization of the macrocyclic carbon suboxide factors as potent Na,K-ATPase and SR Ca-ATPase inhibitors. Biochim Biophys Acta. 2002 Dec 23;1567(1-2):213-20

76 Kerek F, Szegli, G, Cremer L, Lupu AR, Durbaca S, Calugaru A, Herold A, Radu DL: The novel arthritis drug-substance MCS-18 down-regulates in vivo antibody production. Acta Microbiologica et Immunologica Hungarica 54(4), 2007

77 Kerek F: The structure of the digitalislike and natriuretic factors identified as macrocyclic derivatives of the inorganic carbon suboxide. Hypertens Res. 2000 Sep;23 Suppl:S33-8

78 Kobayashi M, Kobayashi H, Pollard RB, Suzuki F: A pathogenic role of Th2 cells and their cytokine products on the pulmonary metastasis of murine B16 melanoma. J Immunol. 1998 Jun 15;160(12):5869-73

79 Kortylewski M, Kujawski M, Wang T, Wei S, Zhang S, Pilon-Thomas S, Niu G, Kay H, Mulé J, Kerr WG, Jove R, Pardoll D, Yu H: Inhibiting Stat3 signaling in the hematopoietic system elicits multicomponent antitumor immunity. Nat Med. 2005 Dec;11(12):1314-21

80 Kusmartsev S, Cheng F, Yu B, Nefedova Y, Sotomayor E, Lush R, Gabrilovich D: All-trans-retinoic acid eliminates immature myeloid cells from tumor-bearing mice and improves the effect of vaccination. Cancer Res. 2003 Aug 1;63(15):4441-9

81 Kusmartsev S, Eruslanov E, Kübler H, Tseng T, Sakai Y, Su Z, Kaliberov S, Heiser A, Rosser C, Dahm P, Siemann D, Vieweg J: Oxidative stress regulates expression of VEGFR1 in myeloid cells: link to tumor-induced immune suppression in renal cell carcinoma. J Immunol. 2008 Jul 1;181(1):346-53

82 Kusmartsev S, Nagaraj S, Gabrilovich DI: Tumor-associated CD8+ T cell tolerance induced by bone marrow-derived immature myeloid cells. J Immunol. 2005 Oct 1;175(7):4583-92

83 Lang G: Histotechnik; Springerverlag Wien 2006; S. 267, S. 282

84 Li Q, Pan PY, Gu P, Xu D, Chen SH: Role of immature myeloid Gr-1+ cells in the development of antitumor immunity. Cancer Res. 2004 Feb 1;64(3):1130-9

85 Littmann L, Rössner S, Kerek F, Steinkasserer A, Zinser E: Modulation of murine bone marrow-derived dendritic cells and B-cells by MCS-18 a natural product isolated from Helleborus purpurascens. Immunobiology. 2008;213(9-10):871-8

86 Liu C, Yu S, Kappes J, Wang J, Grizzle WE, Zinn KR, Zhang HG: Expansion of spleen myeloid suppressor cells represses NK cell cytotoxicity in tumor-bearing host. Blood. 2007 May 15;109(10):4336-42

87 Ludewig B, Junt T, Hengartner H, Zinkernagel RM: Dendritic cells in autoimmune diseases. Curr Opin Immunol. 2001 Dec;13(6):657-662

88 Ludewig B, Odermatt B, Landmann S, Hengartner H, Zinkernagel RM: Dendritic cells induce autoimmune diabetes and maintain disease via de novo formation of local lymphoid tissue. J Exp Med. 1998 Oct 19;188(8):1493-501

89 Machen J, Harnaha J, Lakomy R, Styche A, Trucco M, Giannoukakis N. Antisense oligonucleotides down-regulating costimulation confer diabetes-preventive properties to nonobese diabetic mouse dendritic cells. J Immunol. 2004 Oct 1;173(7):4331-41

90 Makarenkova VP, Bansal V, Matta BM, Perez LA, Ochoa JB: CD11b+/Gr-1+ myeloid suppressor cells cause T cell dysfunction after traumatic stress. J Immunol. 2006 Feb 15;176(4):2085-94

91 Mantovani A, Sica A, Locati M: Macrophage polarization comes of age. Immunity. 2005 Oct;23(4):344-6

92 Mantovani A, Sozzani S, Locati M, Allavena P, Sica A: Macrophage polarization: tumor-associated macrophages as a paradigm for polarized M2 mononuclear phagocytes. Trends Immunol. 2002 Nov;23(11):549-55

93 Marazuela M, García-López MA, Figueroa-Vega N, de la Fuente H, Alvarado-Sánchez B, Monsiváis-Urenda A, Sánchez-Madrid F, González-Amaro R: Regulatory T cells in human autoimmune thyroid disease. J Clin Endocrinol Metab. 2006 Sep;91(9):3639-46

94 Marenholz I, Heizmann CW, Fritz G: S100 proteins in mouse and man: from evolution to function and pathology (including an update of the nomenclature). Biochem Biophys Res Commun. 2004 Oct 1;322(4):1111-22

95 Marigo I, Dolcetti L, Serafini P, Zanovello P, Bronte V: Tumor-induced tolerance and immune suppression by myeloid derived suppressor cells. Immunol Rev. 2008 Apr;222:162-79

96 Markiewski MM, DeAngelis RA, Benencia F, Ricklin-Lichtsteiner SK, Koutoulaki A, Gerard C, Coukos G, Lambris JD: Modulation of the antitumor immune response by complement. Nat Immunol. 2008 Nov;9(11):1225-35

97 Martin Mdel P, Monson NL: Potential role of humoral immunity in the pathogenesis of multiple sclerosis (MS) and experimental autoimmune encephalomyelitis (EAE). Front Biosci. 2007 Jan 1;12:2735-49

98 Melani C, Chiodoni C, Forni G, Colombo MP: Myeloid cell expansion elicited by the progression of spontaneous mammary carcinomas in c-erbB-2 transgenic BALB/c mice suppresses immune reactivity. Blood. 2003 Sep 15;102(6):2138-45

99 Milbradt AG, Kerek F, Moroder L, Renner C: Structural characterization of hellethionins from Helleborus purpurascens. Biochemistry. 2003 Mar 4;42(8):2404-11

100 Miller MJ, Safrina O, Parker I, Cahalan MD: Imaging the single cell dynamics of CD4+ T cell activation by dendritic cells in lymph nodes. J Exp Med. 2004 Oct 4;200(7):847-856

101 Miller SD, Karpus WJ: Experimental autoimmune encephalomyelitis in the mouse. Curr Protoc Immunol. 2007 May;Chapter 15:Unit 15.1

102 Mills CD, Kincaid K, Alt JM, Heilman MJ, Hill AM: M-1/M-2 macrophages and the Th1/Th2 paradigm. J Immunol. 2000 Jun 15;164(12):6166-73

103 Movahedi K, Guilliams M, Van den Bossche J, Van den Bergh R, Gysemans C, Beschin A, De Baetselier P, Van Ginderachter JA: Identification of discrete tumor-induced myeloid-derived suppressor cell subpopulations with distinct T cell-suppressive activity. Blood. 2008 Apr 15;111(8):4233-44

104 Muhr P, Kerek F, Dreveny D, Likussar W, Schubert-Zsilavecz M:The structure of Hellebrin. Liebigs Ann. Chem. 2 (1995), pp. 443-444

105 Myers MA, Davies JM, Tong JC, Whisstock J, Scealy M, Mackay IR, Rowley MJ: Conformational epitopes on the diabetes autoantigen GAD65 identified by peptide phage display and molecular modeling. J Immunol. 2000 Oct 1;165(7):3830-3838

106 Nagaraj S, Gupta K, Pisarev V, Kinarsky L, Sherman S, Kang L, Herber DL, Schneck J, Gabrilovich D: Altered recognition of antigen is a mechanism of CD8+ T cell tolerance in cancer. Nat Med. 2007 Jul;13(7):828-35

107 Neacsu C, Ciobanu C, Barbu I, Toader O, Szegli G, Kerek F, Babes A: Substance MCS-18 isolated from Helleborus purpurascens is a potent antagonist of the capsaicin receptor, TRPV1, in rat cultured sensory neurons. Physiol Res. 2010;59(2):289-98

108 Nefedova Y, Nagaraj S, Rosenbauer A, Muro-Cacho C, Sebti SM, Gabrilovich DI: Regulation of dendritic cell differentiation and antitumor immune response in cancer by pharmacologic-selective inhibition of the janus-activated kinase 2/signal transducers and activators of transcription 3 pathway. Cancer Res. 2005 Oct 15;65(20):9525-35

109 Nica S, Stanescu L, Krejci G: A randomised double-blind phase II study with injection containing MCS-18 as active substance in 3+1 doses versus placebo in the treatment of painful shoulder periarthritis. Clin. Trial Rep. (2005), pp. 1-216

110 Nicholson LB, Kuchroo VK: Manipulation of the Th1/Th2 balance in autoimmune disease. Curr Opin Immunol. 1996 Dec;8(6):837-842

111 Niki S, Oshikawa K, Mouri Y, Hirota F, Matsushima A, Yano M, Han H, Bando Y, Izumi K, Matsumoto M, Nakayama KI, Kuroda N, Matsumoto M: Alteration of intra-pancreatic target-organ specificity by abrogation of Aire in NOD mice. J Clin Invest. 2006 May;116(5):1292-1301

112 Nikolic T, Geutskens SB, van Rooijen N, Drexhage HA, Leenen PJ: Dendritic cells and macrophages are essential for the retention of lymphocytes in (peri)-insulitis of the nonobese diabetic mouse: a phagocyte depletion study. Lab Invest. 2005 Apr;85(4):487-501

113 Pascual V, Banchereau J, Palucka AK: The central role of dendritic cells and interferon-alpha in SLE. Curr Opin Rheumatol. 2003 Sep;15(5):548-56

114 Peakman M, Tree TI, Endl J, van Endert P, Atkinson MA, Roep BO: Characterization of preparations of GAD65, proinsulin, and the islet tyrosine phosphatase IA-2 for use in detection of autoreactive T-cells in type 1 diabetes: report of phase II of the Second International Immunology of Diabetes Society Workshop for Standardization of T-cell assays in type 1 diabetes. Diabetes. 2001 Aug;50(8):1749-1754

115 Petersen J S, Hejnaes K R, Moody A, Karlsen A E, Marshall M O, Høier-Madsen M, Boel E, Michelsen B K, Dyrberg T: Detection of GAD65 antibodies in diabetes and other autoimmune diseases using a simple radioligand assay. Diabetes. 1994 Mar;43(3):459-467

116 Pinkse GG, Tysma OH, Bergen CA, Kester MG, Ossendorp F, van Veelen PA, Keymeulen B, Pipeleers D, Drijfhout JW, Roep BO: Autoreactive CD8 T cells associated with beta cell destruction in type 1 diabetes. Proc Natl Acad Sci U S A. 2005 Dec 20;102(51):18425-30

117 Pozzilli P: The DPT-1 trial: a negative result with lessons for future type 1 diabetes prevention. Diabetes Metab Res Rev. 2002 Jul-Aug;18(4):257-9

118 Ribechini E, Greifenberg V, Sandwick S, Lutz MB: Subsets, expansion and activation of myeloid-derived suppressor cells. Med Microbiol Immunol. 2010 Aug;199(3):273-81

119 Ridgway WM: The non obese diabetic (NOD) mouse: a unique model for understanding the interaction between genetics and T cell responses. Rev Endocr Metab Disord. 2003 Sep;4(3):263-269

120 Robinson WH, Genovese MC, Moreland LW: Demyelinating and neurologic events reported in association with tumor necrosis factor alpha antagonism: by what mechanisms could tumor necrosis factor alpha antagonists improve rheumatoid arthritis but exacerbate multiple sclerosis? Arthritis Rheum. 2001 Sep;44(9):1977-83

121 Roder JC, Duwe AK, Bell DA, Singhal SK: Immunological senescence. I. The role of suppressor cells. Immunology. 1978 Nov;35(5):837-47

122 Rodríguez PC, Ochoa AC: Arginine regulation by myeloid derived suppressor cells and tolerance in cancer: mechanisms and therapeutic perspectives. Immunol Rev. 2008 Apr;222:180-91

123 Rosmalen JG, Leenen PJ, Katz JD, Voerman JS, Drexhage HA: Dendritic cells in the autoimmune insulitis in NOD mouse models of diabetes. Adv Exp Med Biol. 1997;417:291-4

124 Rössner S, Voigtländer C, Wiethe C, Hänig J, Seifarth C, Lutz MB: Myeloid dendritic cell precursors generated from bone marrow suppress T cell responses via cell contact and nitric oxide production in vitro. Eur J Immunol. 2005 Dec;35(12):3533-44

125 Sack U, Tárnok A, Rothe G: Zelluläre Diagnostik. Grundlagen, Methoden und klinische Anwendungen der Durchflusszytometrie; Karger, Basel 2007; S. 30

126 Sakaguchi S, Sakaguchi N, Shimizu J, Yamazaki S, Sakihama T, Itoh M, Kuniyasu Y, Nomura T, Toda M, Takahashi T: Immunologic tolerance maintained by CD25+ CD4+ regulatory T cells: their common role in controlling autoimmunity, tumor immunity, and transplantation tolerance. Immunol Rev. 2001 Aug;182:18-32

127 Sakaguchi S: Naturally arising CD4+ regulatory t cells for immunologic self-tolerance and negative control of immune responses. Annu Rev Immunol. 2004;22:531-62

128 Sakaguchi S: Naturally arising Foxp3-expressing CD25+CD4+ regulatory T cells in immunological tolerance to self and non-self. Nat Immunol. 2005 Apr;6(4):345-52

129 Saxena V, Ondr JK, Magnusen AF, Munn DH, Katz JD: The countervailing actions of myeloid and plasmacytoid dendritic cells control autoimmune diabetes in the nonobese diabetic mouse. J Immunol. 2007 Oct 15;179(8):5041-53

130 Schütt C, Bröker B: Grundwissen Immunologie; 2. Auflage, Spektrum Verlag 2009; S. 127

131 Schütt C, Bröker B: Grundwissen Immunologie; 2. Auflage, Spektrum Verlag 2009; S. 128

132 Seifarth C, Mack M, Steinlicht S, Hahn EG, Lohmann T: Transient chemokine receptor blockade does not prevent, but may accelerate type 1 diabetes in prediabetic NOD mice. Horm Metab Res. 2006 Mar;38(3):167-71

133 Serafini P, Carbley R, Noonan KA, Tan G, Bronte V, Borrello I: High-dose granulocyte-macrophage colony-stimulating factor-producing vaccines impair the immune response through the recruitment of myeloid suppressor cells. Cancer Res. 2004 Sep 1;64(17):6337-43

134 Serafini P, De Santo C, Marigo I, Cingarlini S, Dolcetti L, Gallina G, Zanovello P, Bronte V: Derangement of immune responses by myeloid suppressor cells. Cancer Immunol Immunother. 2004 Feb;53(2):64-72

135 Sever D, Eldor R, Sadoun G, Amior L, Dubois D, Boitard C, Aflalo C, Melloul D: Evaluation of impaired {beta}-cell function in nonobese-diabetic (NOD) mouse model using bioluminescence imaging. FASEB J. 2011 Feb;25(2):676-84

136 Shen Z, Reznikoff G, Dranoff G, Rock KL: Cloned dendritic cells can present exogenous antigens on both MHC class I and class II molecules. J Immunol. 1997 Mar 15;158(6):2723-30

137 Shevach EM: CD4+ CD25+ suppressor T cells: more questions than answers. Nat Rev Immunol. 2002 Jun;2(6):389-400

138 Shojaei F, Ferrara N: Refractoriness to antivascular endothelial growth factor treatment: role of myeloid cells. Cancer Res. 2008 Jul 15;68(14):5501-4

139 Shojaei F, Wu X, Malik AK, Zhong C, Baldwin ME, Schanz S, Fuh G, Gerber HP, Ferrara N: Tumor refractoriness to anti-VEGF treatment is mediated by CD11b+Gr1+ myeloid cells. Nat Biotechnol. 2007 Aug;25(8):911-20

140 Silveira PA, Grey ST: B cells in the spotlight: innocent bystanders or major players in the pathogenesis of type 1 diabetes. Trends Endocrinol Metab. 2006 May-Jun;17(4):128-35. Epub 2006 Apr 3

141 Sinha P, Clements VK, Bunt SK, Albelda SM, Ostrand-Rosenberg S: Crosstalk between myeloid-derived suppressor cells and macrophages subverts tumor immunity toward a type 2 response. J Immunol. 2007 Jul 15;179(2):977-83

142 Sinha P, Clements VK, Ostrand-Rosenberg S: Reduction of myeloid-derived suppressor cells and induction of M1 macrophages facilitate the rejection of established metastatic disease.J Immunol. 2005 Jan 15;174(2):636-45

143 Sinha P, Okoro C, Foell D, Freeze HH, Ostrand-Rosenberg S, Srikrishna G: Proinflammatory S100 proteins regulate the accumulation of myeloid-derived suppressor cells. J Immunol. 2008 Oct 1;181(7):4666-75

144 Slavin S, Strober S: Induction of allograft tolerance after total lymphoid irradiation (TLI): development of suppressor cells of the mixed leukocyte reaction (MLR). J Immunol. 1979 Aug;123(2):942-6

145 Song X, Krelin Y, Dvorkin T, Bjorkdahl O, Segal S, Dinarello CA, Voronov E, Apte RN: CD11b+/Gr-1+ immature myeloid cells mediate suppression of T cells in mice bearing tumors of IL-1beta-secreting cells. J Immunol. 2005 Dec 15;175(12):8200-8

146 Sreenan S, Pick AJ, Levisetti M, Baldwin AC, Pugh W, Polonsky KS: Increased beta-cell proliferation and reduced mass before diabetes onset in the nonobese diabetic mouse. Diabetes. 1999 May;48(5):989-96

147 Staeva-Vieira T, Peakman M, von Herrath M: Translational mini-review series on type 1 diabetes: Immune-based therapeutic approaches for type 1 diabetes. Clin Exp Immunol. 2007 Apr;148(1):17-31

148 Stavnezer J, Guikema JE, Schrader CE: Mechanism and regulation of class switch recombination. Annu Rev Immunol. 2008;26:261-92

149 Steinman L: A molecular trio in relapse and remission in multiple sclerosis. Nat Rev Immunol. 2009 Jun;9(6):440-7

150 Stover DG, Bierie B, Moses HL: A delicate balance: TGF-beta and the tumor microenvironment. J Cell Biochem. 2007 Jul 1;101(4):851-61

151 Strober S: Natural suppressor (NS) cells, neonatal tolerance, and total lymphoid irradiation: exploring obscure relationships. Annu Rev Immunol. 1984;2:219-37

152 Subiza JL, Viñuela JE, Rodriguez R, Gil J, Figueredo MA, De La Concha EG: Development of splenic natural suppressor (NS) cells in Ehrlich tumor-bearing mice. Int J Cancer. 1989 Aug 15;44(2):307-14

153 Suzuki E, Kapoor V, Jassar AS, Kaiser LR, Albelda SM: Gemcitabine selectively eliminates splenic Gr-1+/CD11b+ myeloid suppressor cells in tumor-bearing animals and enhances antitumor immune activity. Clin Cancer Res. 2005 Sep 15;11(18):6713-21

154 Szegli G, Herold A, Cramer L, Calugaru A, Matache C, Durbaca S, Lupu A: Immunpharmacology studies on MCS-18. Investigational Medicinal Product Dossier, Part 2.2, pp. 1-42, 2005

155 Tang Q, Adams JY, Tooley AJ, Bi M, Fife BT, Serra P, Santamaria P, Locksley RM, Krummel MF, Bluestone JA: Visualizing regulatory T cell control of autoimmune responses in nonobese diabetic mice. Nat Immunol. 2006 Jan;7(1):83-92

156 Taoufik E, Tseveleki V, Euagelidou M, Emmanouil M, Voulgari-Kokota A, Haralambous S, Probert L: Positive and negative implications of tumor necrosis factor neutralization for the pathogenesis of multiple sclerosis. Neurodegener Dis. 2008;5(1):32-7

157 Tarbell KV, Petit L, Zuo X, Toy P, Luo X, Mqadmi A, Yang H, Suthanthiran M, Mojsov S, Steinman RM: Dendritic cell-expanded, islet-specific CD4+ CD25+ CD62L+ regulatory T cells restore normoglycemia in diabetic NOD mice. J Exp Med. 2007 Jan 22;204(1):191-201

158 Tatsumi T, Kierstead LS, Ranieri E, Gesualdo L, Schena FP, Finke JH, Bukowski RM, Mueller-Berghaus J, Kirkwood JM, Kwok WW, Storkus WJ: Disease-associated bias in T helper type 1 (Th1)/Th2 CD4(+) T cell responses against MAGE-6 in HLA-DRB10401(+) patients with renal cell carcinoma or melanoma. J Exp Med. 2002 Sep 2;196(5):619-28

159 Terabe M, Matsui S, Park JM, Mamura M, Noben-Trauth N, Donaldson DD, Chen W, Wahl SM, Ledbetter S, Pratt B, Letterio JJ, Paul WE, Berzofsky JA: Transforming growth factor-beta production and myeloid cells are an effector mechanism through which CD1d-restricted T cells block cytotoxic T lymphocyte-mediated tumor immunosurveillance: abrogation prevents tumor recurrence. J Exp Med. 2003 Dec 1;198(11):1741-52

160 Tisch R, McDevitt H: Insulin-dependent diabetes mellitus. Cell. 1996 May 3;85(3):291-297

161 Tomihara K, Guo M, Shin T, Sun X, Ludwig SM, Brumlik MJ, Zhang B, Curiel TJ, Shin T: Antigen-specific immunity and cross-priming by epithelial ovarian carcinoma-induced CD11b(+)Gr-1(+) cells. J Immunol. 2010 Jun 1;184(11):6151-60

162 Trinchieri G: Interleukin-12 and the regulation of innate resistance and adaptive immunity. Nat Rev Immunol. 2003 Feb;3(2):133-46

163 Trudeau JD, Kelly-Smith C, Verchere B, Elliott J, Dutz JP, Finegood DT, Santamaria P, Tan R: Prediction of spontaneous autoimmune diabetes in NOD mice by quantification of autoreactive T cells in peripheral blood. J Clin Invest. 2003 Jan;111(2):179-81

164 Tu S, Bhagat G, Cui G, Takaishi S, Kurt-Jones EA, Rickman B, Betz KS, Penz-Oesterreicher M, Bjorkdahl O, Fox JG, Wang TC: Overexpression of interleukin-1beta induces gastric inflammation and cancer and mobilizes myeloid-derived suppressor cells in mice. Cancer Cell. 2008 Nov 4;14(5):408-19

165 Tuomilehto J, Vidgren G, Toivanen L, Tuomilehto-Wolf E, Kohtamaki K, Stengård J, Zimmet P, Mackay I. R., Rowley M, Koskela P: Antibodies to glutamic acid decarboxylase as predictors of insulin-dependent diabetes mellitus before clinical onset of disease. Lancet. 1994 Jun 4;343(8910):1383-1385

166 Turley S, Poirot L, Hattori M, Benoist C, Mathis D: Physiological beta cell death triggers priming of self-reactive T cells by dendritic cells in a type-1 diabetes model. J Exp Med. 2003 Nov 17;198(10):1527-37

167 van Cruijsen H, Hoekman K, Stam AG, van den Eertwegh AJ, Kuenen BC, Scheper RJ, Giaccone G, de Gruijl TD: Defective differentiation of myeloid and plasmacytoid dendritic cells in advanced cancer patients is not normalized by tyrosine kinase inhibition of the vascular endothelial growth factor receptor. Clin Dev Immunol. 2007;2007:17315

168 Vicari AP, Chiodoni C, Vaure C, Aït-Yahia S, Dercamp C, Matsos F, Reynard O, Taverne C, Merle P, Colombo MP, O'Garra A, Trinchieri G, Caux C: Reversal of tumor-induced dendritic cell paralysis by CpG immunostimulatory oligonucleotide and anti-interleukin 10 receptor antibody. J Exp Med. 2002 Aug 19;196(4):541-9

169 Villaseñor J, Benoist C, Mathis D: AIRE and APECED: molecular insights into an autoimmune disease. Immunol Rev. 2005 Apr;204:156-64

170 Wallet MA, Sen P, Tisch R: Immunoregulation of dendritic cells. Clin Med Res. 2005 Aug;3(3):166-75, 59

171 Wang B, Gonzalez A, Benoist C, Mathis D: The role of CD8+ T cells in the initiation of insulin-dependent diabetes mellitus. Eur J Immunol. 1996 Aug;26(8):1762-1769

172 Wasowska BA, Lee CY, Halushka MK, Baldwin WM 3rd: New concepts of complement in allorecognition and graft rejection. Cell Immunol. 2007 Jul;248(1):18-30

173 Wicker LS, Miller BJ, Coker LZ, McNally SE, Scott S, Mullen Y, Appel MC: Genetic control of diabetes and insulitis in the nonobese diabetic (NOD) mouse. J Exp Med. 1987 Jun 1;165(6):1639-1654

174 Willimsky G, Czéh M, Loddenkemper C, Gellermann J, Schmidt K, Wust P, Stein H, Blankenstein T: Immunogenicity of premalignant lesions is the primary cause of general cytotoxic T lymphocyte unresponsiveness. J Exp Med. 2008 Jul 7;205(7):1687-700

175 Wong FS, Karttunen J, Dumont C, Wen L, Visintin I, Pilip IM, Shastri N, Pamer EG, Janeway CA Jr: Identification of an MHC class I-restricted autoantigen in type 1 diabetes by screening an organ-specific cDNA library. Nat Med. 1999 Sep;5(9):1026-31

176 Wu AJ, Hua H, Munson SH, McDevitt HO: Tumor necrosis factor-alpha regulation of CD4+CD25+ T cell levels in NOD mice. Proc Natl Acad Sci U S A. 2002 Sep 17;99(19):12287-92

177 Yang L, Huang J, Ren X, Gorska AE, Chytil A, Aakre M, Carbone DP, Matrisian LM, Richmond A, Lin PC, Moses HL: Abrogation of TGF beta signaling in mammary carcinomas recruits Gr-1+CD11b+ myeloid cells that promote metastasis. Cancer Cell. 2008 Jan;13(1):23-35

178 Yang R, Cai Z, Zhang Y, Yutzy WH 4th, Roby KF, Roden RB: CD80 in immune suppression by mouse ovarian carcinoma-associated Gr-1+CD11b+ myeloid cells. Cancer Res. 2006 Jul 1;66(13):6807-15

179 Youn JI, Nagaraj S, Collazo M, Gabrilovich D: Subsets of myeloid-derived suppressor cells in tumor-bearing mice. J Immunol. 2008 Oct 15;181(8):5791-802

180 Young MR, Lathers DM: Myeloid progenitor cells mediate immune suppression in patients with head and neck cancers. Int J Immunopharmacol. 1999 Apr;21(4):241-52

181 Young MR, Wright MA, Lozano Y, Prechel MM, Benefield J, Leonetti JP, Collins SL, Petruzzelli GJ: Increased recurrence and metastasis in patients whose primary head and neck squamous cell carcinomas secreted granulocyte-macrophage colony-stimulating factor and contained CD34+ natural suppressor cells. Int J Cancer. 1997 Feb 20;74(1):69-74

182 Young MR, Wright MA, Matthews JP, Malik I, Prechel M: Suppression of T cell proliferation by tumor-induced granulocyte-macrophage progenitor cells producing transforming growth factor-beta and nitric oxide. J Immunol. 1996 Mar 1;156(5):1916-22

183 Young MR, Wright MA, Pandit R: Myeloid differentiation treatment to diminish the presence of immune-suppressive CD34+ cells within human head and neck squamous cell carcinomas. J Immunol. 1997 Jul 15;159(2):990-6

184 Young MR, Wright MA, Young ME: Antibodies to colony-stimulating factors block Lewis lung carcinoma cell stimulation of immune-suppressive bone marrow cells. Cancer Immunol Immunother. 1991;33(3):146-52

185 Yu B, Gauthier L, Hausmann DH, Wucherpfennig KW: Binding of conserved islet peptides by human and murine MHC class II molecules associated with susceptibility to type I diabetes. Eur J Immunol. 2000 Sep;30(9):2497-506

186 Yudoh K, Matsuno H, Nakazawa F, Yonezawa T, Kimura T: Reduced expression of the regulatory CD4+ T cell subset is related to Th1/Th2 balance and disease severity in rheumatoid arthritis. Arthritis Rheum. 2000 Mar;43(3):617-27

187 Zamvil SS, Steinman L: The T lymphocyte in experimental allergic encephalomyelitis. Annu Rev Immunol. 1990;8:579-621

188 Zhou R, He PL, Ren YX, Wang WH, Zhou RY, Wan H, Ono S, Fujiwara H, Zuo JP: Myeloid suppressor cell-associated immune dysfunction in CSA1M fibrosarcoma tumor-bearing mice. Cancer Sci. 2007 Jun;98(6):882-9

189 Zhu B, Bando Y, Xiao S, Yang K, Anderson AC, Kuchroo VK, Khoury SJ: CD11b+Ly-6C(hi) suppressive monocytes in experimental autoimmune encephalomyelitis. J Immunol. 2007 Oct 15;179(8):5228-37

7 Anhang

Abkürzungsverzeichnis:

µg	Mikrogramm
µl	Mikroliter
APC	Antigen presenting cells, dt. Antigen präsentierte Zellen
APCy	Allophycocyanin
ARG1	Arginase 1
BSA	Bovines Serumalbumin
CCL	CC Chemokinligand
CCR	CC Chemokinrezeptor
CD	Cluster of differation, dt. Differenzierungscluster
DAPI	4',6-Diamidin-2-phenylindol
DC	Dendritic cells, dt. dendritische Zellen

ELISA	Enzyme-linked-immunosorbent-assay, dt. Enzymgekoppelter Immunadsorptionstest
ELISpot	Enzyme-linked-immunospot, dt. Enzymgekoppelter Immunospot
FACS	Fluorescence-activated cell sorting, dt Fluoreszenzaktivierte Zellsortierung
FCS	Fetal calf serum, dt. fetales Kälberserum
FITC	Fluoreszeinisothiocyanat
FoxP3	Forkehead-Box-Protein P3
GAD	Glutamic acid decarboxylase, dt. Glutamatdecarboxylase
GLUT	Glukosetransporter
GM-CSF	Granulocyte macrophages colony stimulating factor, dt. Granulozyten Makrophagen Kolonie stimulierender Faktor
Gr-1	Granulozyten Differenzierungsantigen 1
HE	Hämatoxylin-Eosin
HLA	Humanes Leukozyten Antigen
i.p.	intraperitoneal
i.v.	intravenös
IA-2	Antikörper Inselzellantigen 512
Idd-1	Insulin dependent diabetic genlocus 1, dt. Insulin abhängiger diabetischer Genolokus 1
IFNγ	Interferon gamma
IL	Interleukin
iNOS	Inducible nitro-oxide synthetase, dt. induzierbare Nitro-Oxide Synthetase
IVC	Individual ventilated cages, dt. individuell belüfter Käfig
JAK	Januskinase
Ly	Leukozytenantigen
MACS	Magnet-activated cell sorting, dt. Magnetaktivierte Zellsoriterung
MAC-1	Macrophagen-Antigen 1
MCS-18	Makrozyklisches Carbonsuboxid 18
M-CSF	Macrophages colony stimulating factor, dt. Makrophagen Kolonie stimulierender Faktor
MDSC	Myeloid-derived suppressor cell, dt. myeloide Suppressorzelle
mg	Milligramm

MHC	Major histo compability complex, dt. Haupthistokompabilitätskomplex
ml	Milliliter
mM	Millimolar
MO-MDSC	Monomorphe myeloid-derived suppressor cell, dt. monomorphe myeloide Suppressorzelle
mTOR	mammilian targed of rapamycin, dt. Säugetierziel von Rapamycin
NK	Natürliche Killerzelle
NKT	Natürliche Killer-T-Zellen
NO	Nitrooxide
NOD	Non-obese-diabetic, dt. nicht-Fettleibig-diabetisch
PE	Phycoerythrin
PerCP	Peridinin-Chlorophyll-Protein Komplex
PMN-MDSC	Polymorphnuclear myeloid-derived suppressor cell, dt. polymorphnukleärer myeloide Suppressorzelle
ROS	Reactive oxygen species, dt. reaktive Sauerstoffspezies
SPF	Speziell Pathogen frei
STAT	Signaltranducer and activator transcriptionfactor, dt. Signalüberträger- und Aktivierungstranskriptionsfaktor
TAM	Tumorassoziierte Makrophage
TCR	T-Zell-Rezeptor
TGFβ	Transforming growth factor beta, dt. transformierender Wachstumsfaktor beta
Th1/2	T-Helfer-Zelle Typ 1 bzw. Typ 2
TNFα	Tumornekrosefaktor alpha
Treg	regulatorische T-Lymphozyten
TRPV	Transient receptor potential channels vanilloid, dt. Transienter Rezeptor Potential Vanilloid-Kanal
U	Unit, dt. Einheit
VEGF	Vascular endothelial growth factor, dt. vaskulärer endothelialer Wachstumsfaktor

Abbildungen:

Abb. 1: in Anlehnung an Gabrilovich D., Nagaraj S.: Myeloid-derived suppressor cells as regulators of the immune system; Nat. Reviews Immunology, 2009 (38) Zytokine, die in Zusammenhang mit der Aktivierung und Rekrutierung von MDSC stehen (Auszug)...25

Abb. 2: Photo einer ELISpot-Kavität (well), Detektion von IL-4 sezernierenden Splenozyten kenntlich an dem rot fluoreszierenden Saum...48

Abb. 3: Exemplarische Darstellung von HE-Schnitten der Langerhansinseln, 20-fache Vergrößerung; a) keine Infiltration, b) Periinsulitis, c) Intrainsulitis........................54

Abb. 4: Photographien von HE-Schnitte von mit MDSC behandelten Tieren, eingekreist sind hier die Zellen, die ihrer Morphologie nach MDSC entsprechen (vergleichbar mit den sog. „Ringzellen" aus Biermann H, Pietz B, Dreier R, Schmid KW, Sorg C Sunderkötter C, Journal of Leukocyte Biology 1999, Vol. 65, 217-231). Verschiedene Vergrößerungen..89

Abb. 5: Photographische Aufnahme einer immunhistochemischen Analyse des Pankreas. Insulin (rechts, grün), Gr-1 (links, rot), 40-fache Vergrößerung, Applikation von $4 \cdot 10^6$ MDSC in nicht diabetische, 6 Wochen alte NOD-Mäuse, Organentnahme am 3. Tagen nach MDSC-Applikation; Keine eindeutige Identifizierung der Zielstrukturen91

Abb. 6: Photographische Aufnahme einer Pankreasinsel mit iNOS produzierender Zelle am Saum (rot eingekreist), Donor: 30 Wochen alte NOD-Maus, nicht diabetisch, $4 \cdot 10^6$, MDSC-Behandlung in der 12. Lebenswoche..93

Abb. 7: Von links nach rechts: Unbehandelte Kontrollmaus, mit $1 \times 4 \cdot 10^6$ MDSC behandelte Maus, mit $1 \times 4 \cdot 10^6$ MDSC behandelte Maus..95
FACS-Analyse der in der Milz enthaltenen Zellen, CD11b (PerCP-markiert) im Forwardscatter, Gr-1 (PE-markiert) im Sidewardscatter, auf monozytäre Zellen gegated, Dot-Plot-Darstellung. Vergleich MDSC-Applikation vs. naiv. Die doppelt positiven Zellen (Quadrant Q2-2) stellen die Zellen dar, die die für MDSC charakteristische Coexpression von Gr-1 und CD11b aufweisen..............................95

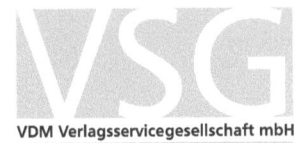

Die VDM Verlagsservicegesellschaft sucht für wissenschaftliche Verlage abgeschlossene und herausragende

Dissertationen, Habilitationen, Diplomarbeiten, Master Theses, Magisterarbeiten usw.

für die kostenlose Publikation als Fachbuch.

Sie verfügen über eine Arbeit, die hohen inhaltlichen und formalen Ansprüchen genügt, und haben Interesse an einer honorarvergüteten Publikation?

Dann senden Sie bitte erste Informationen über sich und Ihre Arbeit per Email an *info@vdm-vsg.de*.

Sie erhalten kurzfristig unser Feedback!

VDM Verlagsservicegesellschaft mbH
Dudweiler Landstr. 99
D - 66123 Saarbrücken
www.vdm-vsg.de

Telefon +49 681 3720 174
Fax   +49 681 3720 1749

Die VDM Verlagsservicegesellschaft mbH vertritt

 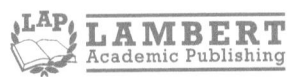 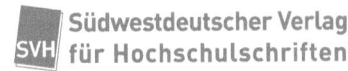

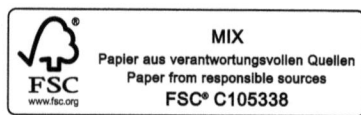

Printed by Books on Demand GmbH, Norderstedt / Germany